漢字脳活ひらめきパズルの実践で

記憶脳・認知脳など 脳の機能を毎日強化しましょう

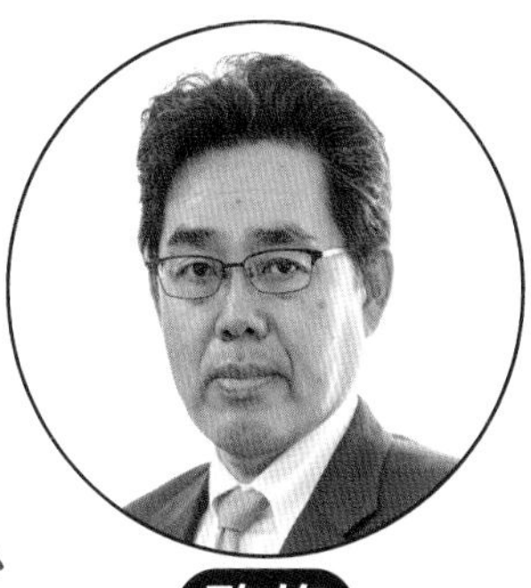

監修
東北大学教授
川島隆太（かわしまりゅうた）

物忘れやうっかりミスが増え……
「このままだとボケてしまうのでは……」と
不安に感じる人は少なくないでしょう。

川島隆太先生 プロフィール

1959年、千葉県生まれ。1985年、東北大学医学部卒業。同大学院医学研究科修了。医学博士。スウェーデン王国カロリンスカ研究所客員研究員、東北大学助手、同専任講師を経て、現在は東北大学教授として高次脳機能の解明研究を行う。脳のどの部分にどのような機能があるのかという「ブレイン・イメージング」研究の日本における第一人者。

脳への刺激が少ない生活を送ると、
脳の衰えが進み、加齢による
物忘れだけでなく、認知症のリスクが
高まることも知られています。

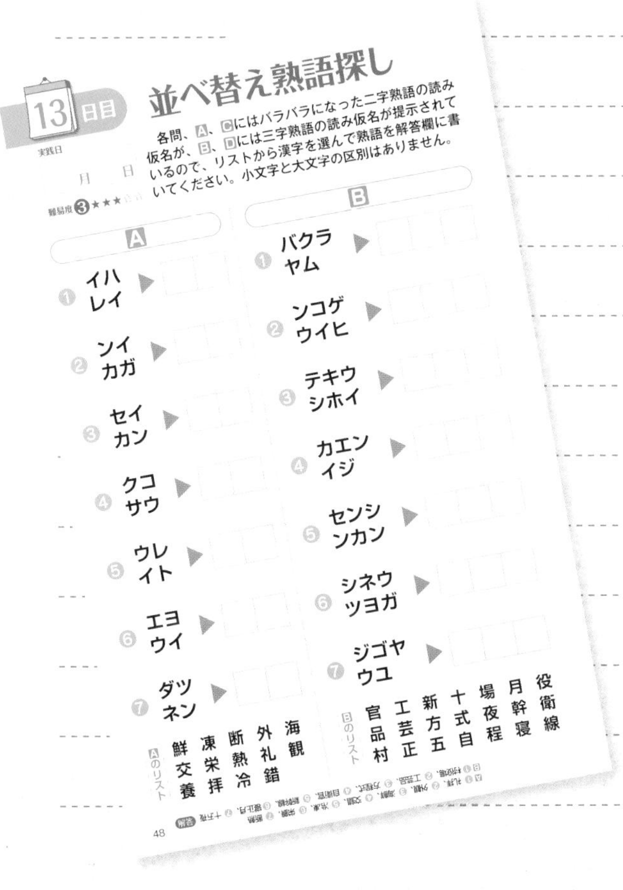

今からでも全く遅くありません。
脳の衰えに歯止めをかけましょう。

本書の漢字パズルは、
脳の司令塔「前頭前野」の
血流を高めることが
科学的な試験で確かめられています。
毎日、漢字パズルに取り組むことで、
何歳になっても、記憶力や認知力など、
脳の働きを向上させることが
十分に可能なのです。

毎日脳活スペシャル

漢字脳活
ひらめきパズル⑦

女優

宮崎美子（みやざきよしこ）さん

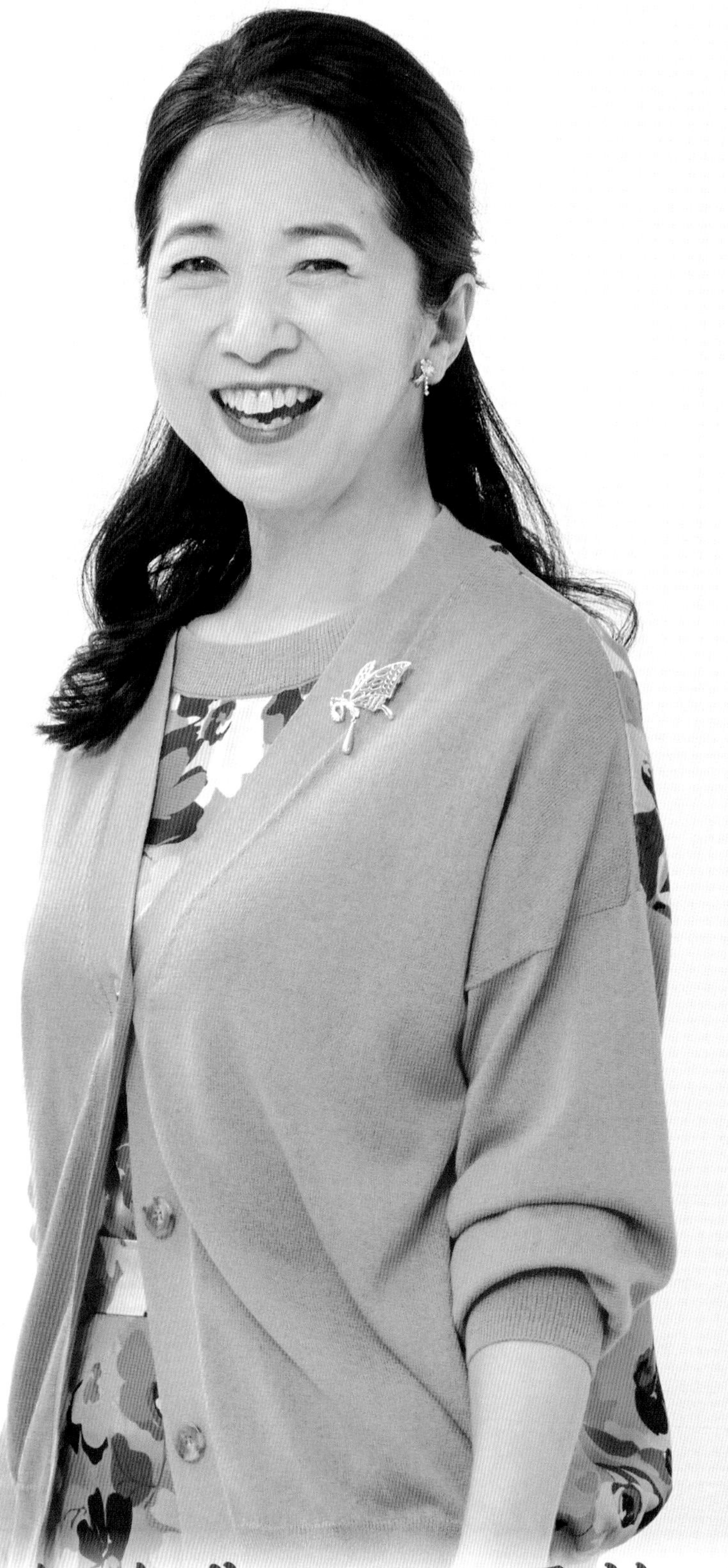

ふだん何気なく眺めている物でも

視点を変えれば新しい発見があります

お正月の料理は故郷の味を楽しみました

『毎日脳活スペシャル 漢字脳活ひらめきパズル』では、漢字の学習だけでなく、知識と教養も同時に身につく「漢字教養トリビアクイズ」を掲載しています。今号では「日本料理用語クイズ」を出題していますが、みなさんは何問解けましたか？

日本には季節の行事やお祭りのときに特別な料理（行事食）を食べる習わしがありますけど、季節を感じながらいつもとは違う料理が食べられるので、とても楽しいですよね。

行事食の代表格ともいえるのが、新年を祝う正月料理のお雑煮とおせち料理。ひと口にお雑煮やおせちといっても、地域や家庭によって、さまざまな違いがあるのがおもしろいですよね。

私の故郷の熊本のお雑煮には、長いもやしが入ってるんです。「水前寺もやし」という名前のもやしで、長さが30センチ以上もあるんですよ。名前にあるとおり、熊本の水前寺公園（水前寺成趣園）の湧水で育てられたもやしで、食べ応えがあって、とてもおいしいんです。

熊本のおせち料理で、必ずといっていいほど見ることのできるのが「旭巻き」。私のお正月はこれがないと始まらないかな、っていうくらい、大好きです。

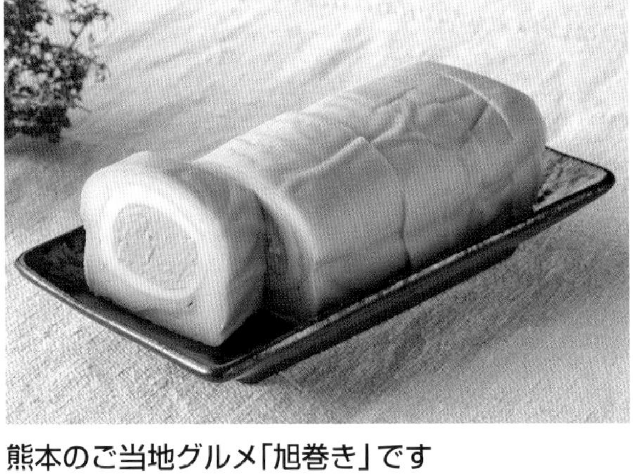

熊本のご当地グルメ「旭巻き」です

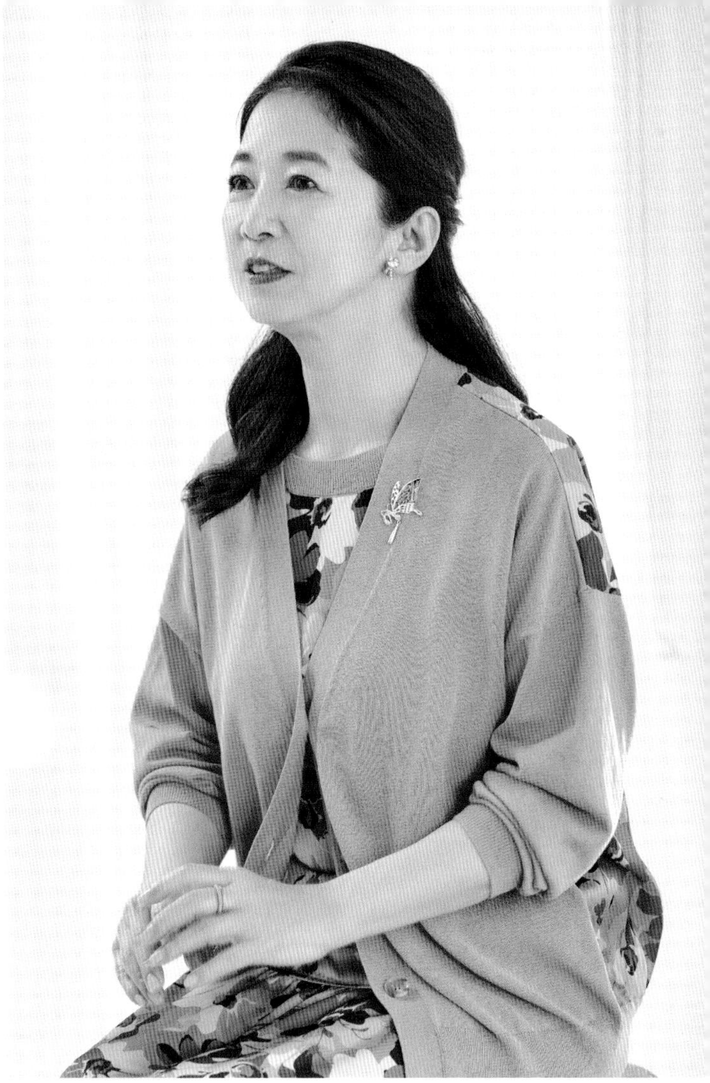

宮崎美子（みやざきよしこ）さん

Profile

1958年、熊本県生まれ。
1980年に篠山紀信氏の撮影で『週刊朝日』の表紙に掲載。同年10月にはTBSテレビ小説『元気です！』主演で本格的デビュー。
2009年には漢字検定１級を受けて見事に合格。現在では映画やドラマ、バラエティ番組と幅広く活躍している。2020年にデビュー40周年を迎えた。

旭巻きは、かまぼこの中にゆで卵が入った、熊本の名産品です。断面のゆで卵が日の出のように見えますよね（左の写真参照）。熊本の祝い事には欠かせない、見るからにおめでたいかまぼこです。色も、一般のかまぼこのような白、赤から緑、青など、とてもカラフル。今風に表現すれば「インスタ映え」っていうところかしら（笑）。

見た目だけではなく、味わいも絶品！かまぼこの塩味と、卵の黄身の甘みの取り合わせが絶妙なんです。私も通信販売でお取り寄せして、故郷の味を楽しんでいます。

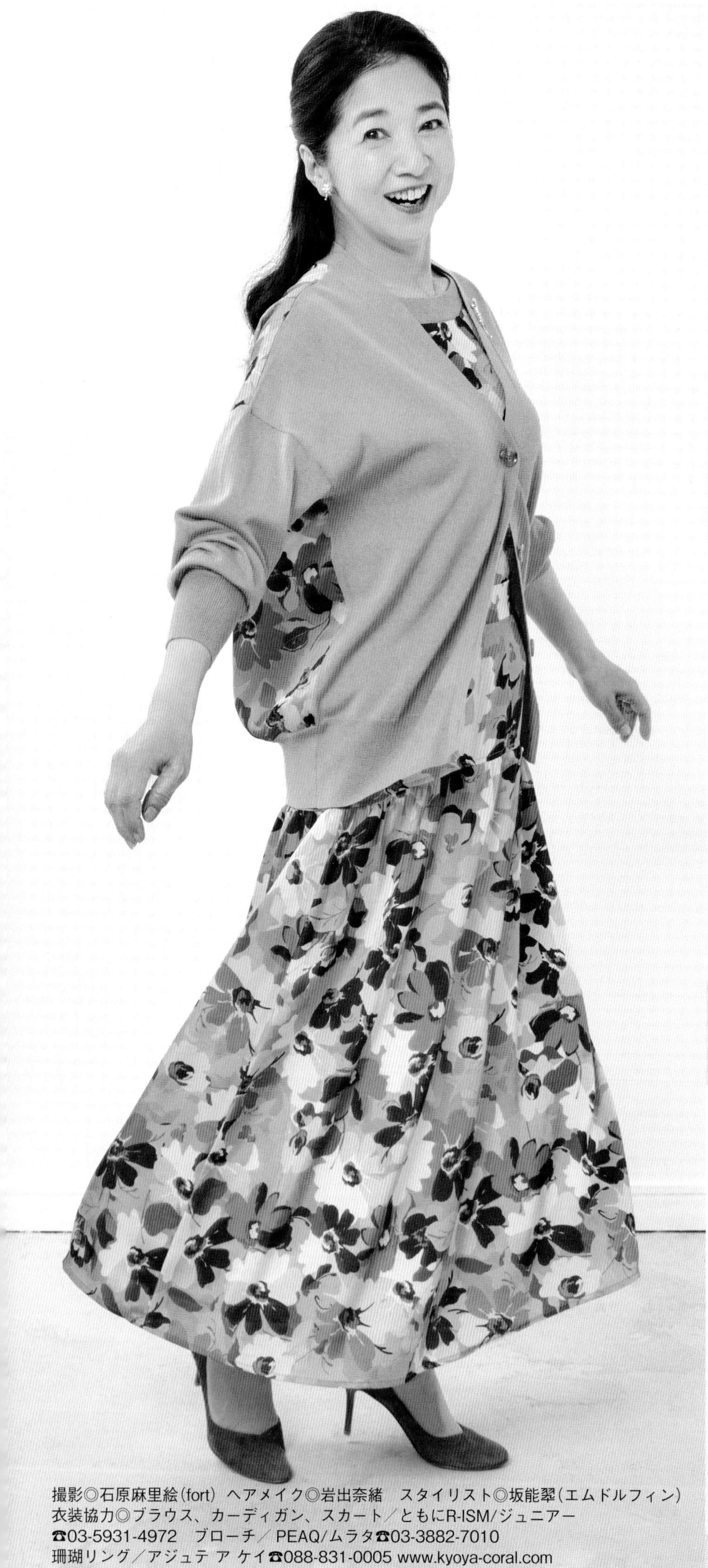

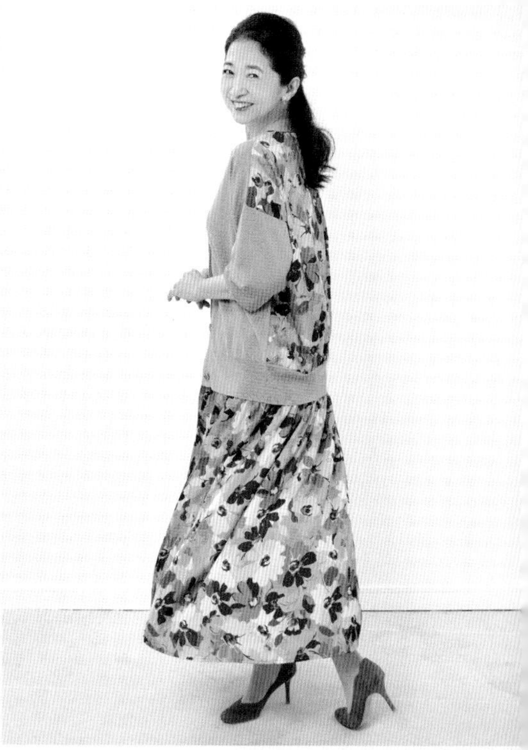

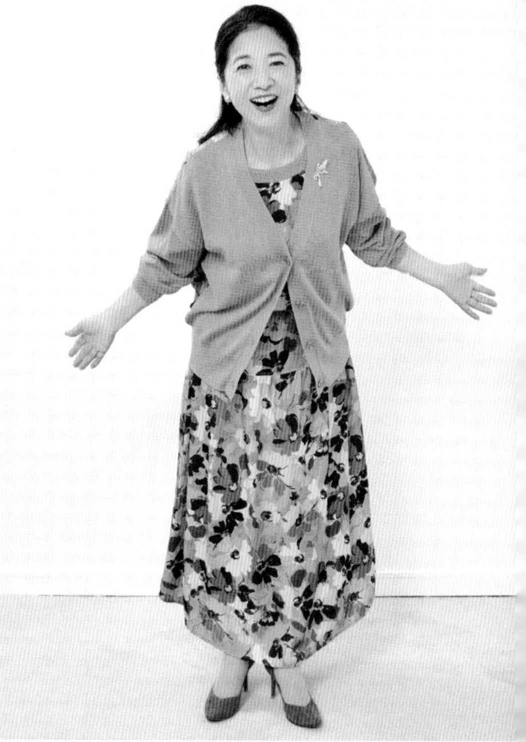

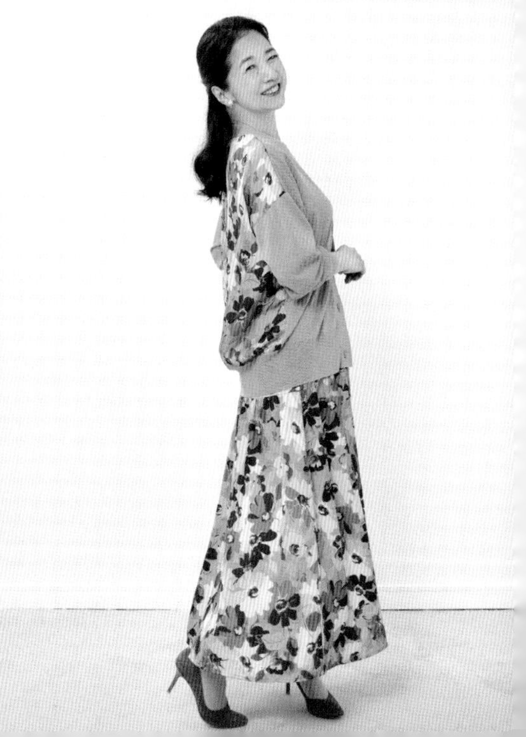

撮影◎石原麻里絵（fort）ヘアメイク◎岩出奈緒　スタイリスト◎坂能翠（エムドルフィン）
衣装協力◎ブラウス、カーディガン、スカート／ともにR-ISM/ジュニアー
☎03-5931-4972　ブローチ／PEAQ/ムラタ☎03-3882-7010
珊瑚リング／アジュテ ア ケイ☎088-831-0005 www.kyoya-coral.com
ダイヤイヤリング／Luciole☎0795-22-2006
パンプス／銀座かねまつ/銀座かねまつ6丁目本店☎03-3573-0077

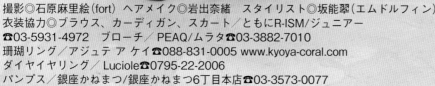

人生の後半戦に備えて身のまわりを総点検！

「一年の計は元旦にあり」といいますが、お正月に新しい一年に向けての「今年の抱負」や「今年の目標」などを立てた人も多いのではないでしょうか。

私の2023年の目標は、「人生の後半戦に備えて、身のまわりの物を総点検する１年にしたい」ということにしました。

ここ２～３年は、コロナ禍（か）の真っただ中にあったわけですけど、2023年は「そろそろお出かけができるのかしら」とか、「少しは気持ちが自由になってくるのかな」など、社会的にも自分の気持ち的にも、前向きな変化の現れる年になりそうな気がしています。

そんな年だからこそ、慌てて動きだすのではなくて、ここでいったん立ち止まって、元気のあるうちに自分の状態を総点検しておこうと思うんです。

例えば、健康や体力づくりについて。自分の体力・筋力が今どの程度あるのか。今後、社会に落ち着きが戻ってきて、自身の活動量を増やしていこうと考えたときに、まずは自分の状態を知っておく必要があるんじゃないかと思うんですよ。

私はボルダリング（自分の手足で岩や人工の壁面を登るスポーツ）を始めたんですが、続けていくうちに、「足の筋力が足りない」ことに気づきました。

ボルダリングって、手の力で登っていくイメージがあるじゃないですか。私も、始める前はそう思っていたのですが、実はボルダリングって、足の力で体を持ち上げるため、足の筋力がすごく重要なんです。

ところが、最近になって、「足で体を持ち上げる」というのが、どうもできなくなってきてるかなあ、という実感があるんです。これは、コロナ禍で外出もままならなかった時期があったのも原因かもしれません。

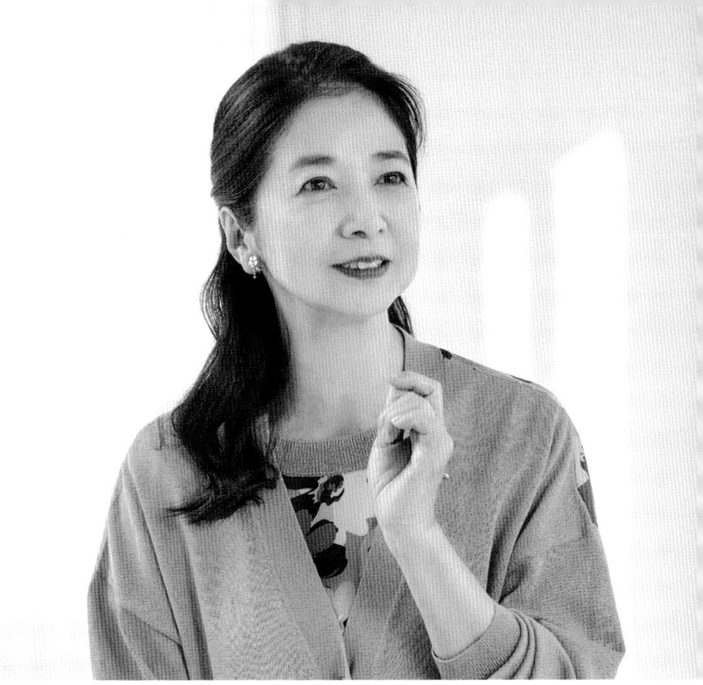

このように、いざやりたいことをやろうとしても、頭や体がついていかないことも考えられるわけです。だから、自分が今どんな状態なのか、自分が何をできるのか、１年かけて総点検してみようと思っています。

ちなみに、足の筋力の低下は、ボルダリングをやってみたことで気づきましたが、日常の動作にはなんの不自由もありません。つまり、ボルダリングという新しいことを始めたことで気づいたといえるわけです。こうした、常に新しいことにチャレンジする姿勢は、いつまでも持ちつづけていたいですね。

ただ、体力の総点検といっても、今からジムに入会してバリバリ筋トレを頑張る！っていうのは続くかなあ、というのもあって(笑)。歩く量を増やすなど、無理のない形で進めていこうと思います。

先の人生をもっと健康に生き生きと過ごすために

身のまわりの物の総点検といえば、思いつくのが「終活」ではないでしょうか。

お墓とかお葬式とか、そこまでおおげさではなく、身のまわりの物の「いる」「いらない」、つまり断捨離については、体力のある

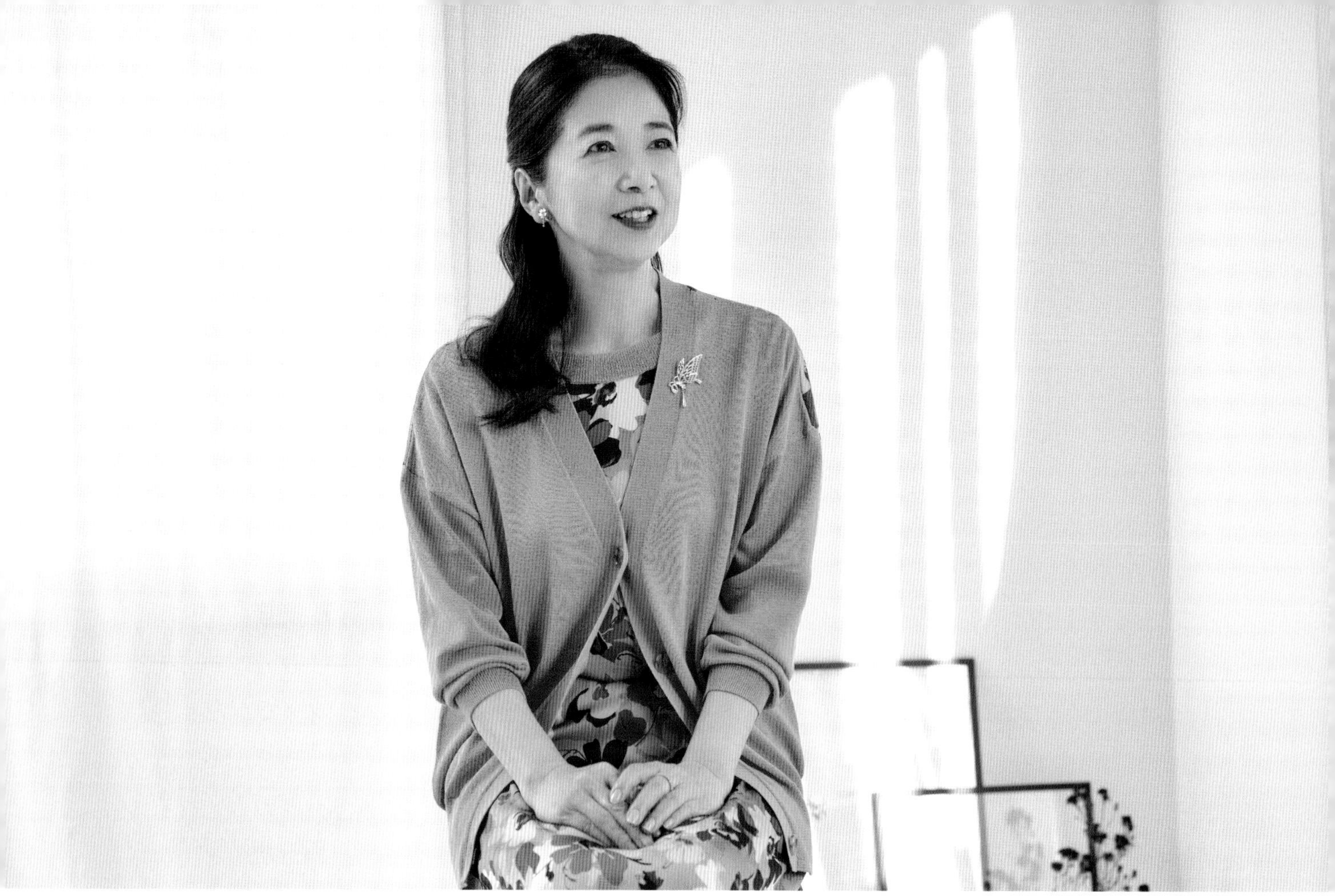

うちに定期的に行うように心がけています。年を重ねるごとに難しくなってきますからね。だからこそ、60代の過ごし方は大切だと思うんです。

一度、熊本で独り暮らしをしている母の荷物の片づけを手伝いました。自分の物って、自分ではなかなか捨てられないんですよね。他人から見ると「こんな物どうするのよ」って思いがちなんですけど。

私の場合は「おひとりさま」なので、代わりに片づけてくれる人がいないんですよね。だから、まわりの人に迷惑をかけないように、なるべく物を増やさないことを心がけています。

ただ、終活は大事ですけど、「人生の後始末」ってとらえ方をするのも、何だか寂しいですよね。終活は、今より先の人生をもっと健康に、生き生きと過ごすために行いたいもの。そのために、元気なうちに片づけをしたり、無駄な物を省いておいたりするのは、大切なことだと思います。

資格の勉強をすれば新たな視点が得られるかも

お正月には、さまざまなジャンルの講座の案内チラシが新聞に入ってきます。「こういうことを始めませんか？」「こんな資格を取ってみませんか？」なんて、眺めているだけでもおもしろくて、特に新年だとチャレンジしたくなりますね。

私の身近な人で、「から揚げ検定」を取得した人がいるんです。何だか楽しそうな資格ですよね。でも、から揚げ検定の取得って、どれだけ難しいんだろう。そういうことを想像するだけで幸せになれそうです（笑）。

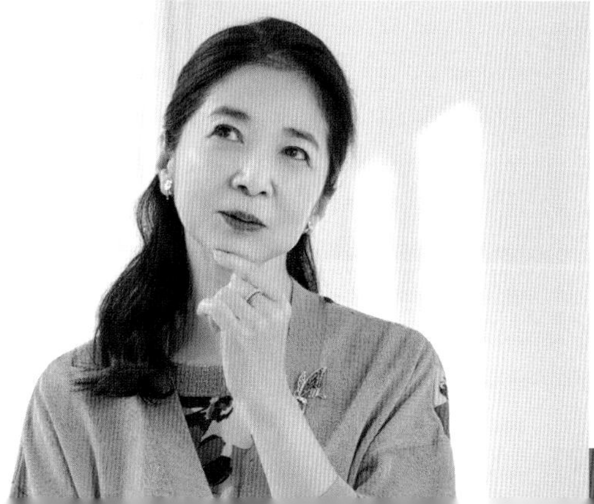

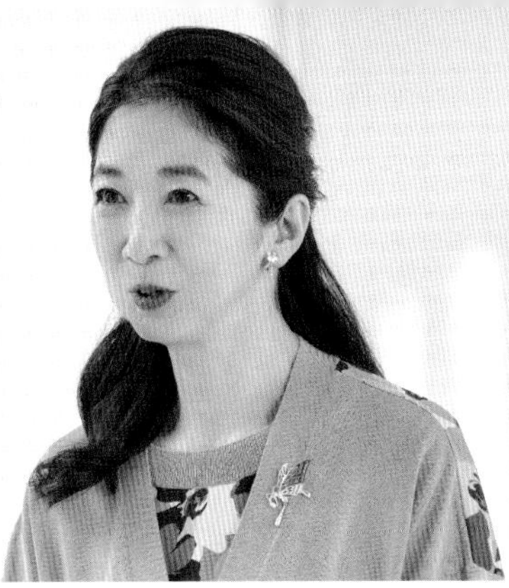

検定については、私の知り合いのメイクさんが「色彩検定」に合格したんですよ。色に関する知識や組み合わせ方などに関する検定で、ファッション業界の人たちの仕事に役立ちそうな資格ですよね。こういう人には、こんな色が似合いますよ、とか。

色彩検定は、私も勉強しようかなと思っています。なんだか楽しそうじゃないですか。女優の仕事にも役立つかもしれませんし。

ただ、勉強したい資格って、仕事に結びつくとか、そういう実利的な理由で選んでいるわけじゃないんです。今まで普通に目にしているものでも、こうした試験や資格をきっかけに見直せば、新たな視点で、生き生きととらえることができそうな気がするんですよ。

クイズも、そういう一面がありますよね。例えば、本書のような漢字クイズは、解答だけ見れば、ふだん普通に読んでいる漢字や熟語が多く見られます。ところが、クイズの形で改めて問われると「あれっ？」って、新しい発見があることが多いんです。

このように、ふだん何気なく眺めているものから、新しい発見ができるような視点を得られる。今年はそんな勉強ができたらいいな、って思っています。この本の読者のみなさんも頑張っているなあって思うと、自分も励みになるんですよ。お互い無理はせずに頑張りましょう！

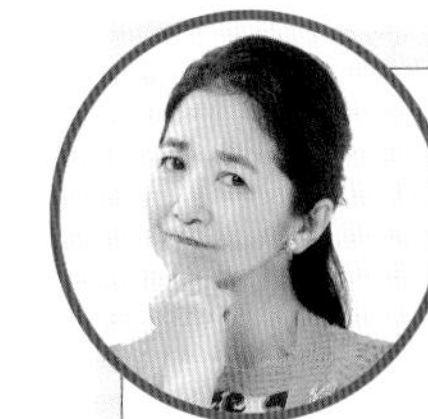

今月のおまけトリビア

私のふるさと熊本の難読地名クイズ

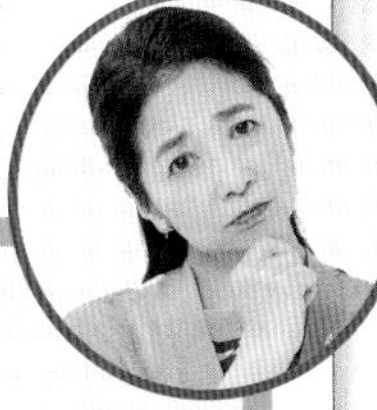

大好評？の「熊本の難読地名クイズ」。今回のお題は「八景水谷」です。熊本市内の地名ですが、ここには美しい水の湧く「八景水谷公園」があります。この公園の名前自体は子供のころから知っていましたが、こういう漢字を書くとわかったのは中学生になってから。これはなかなか読めないですよね～。

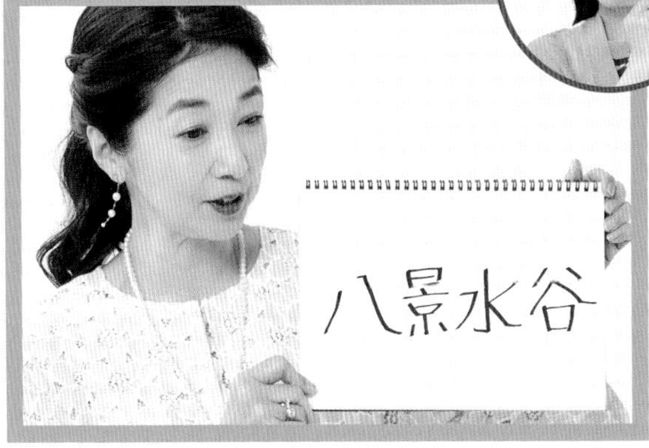

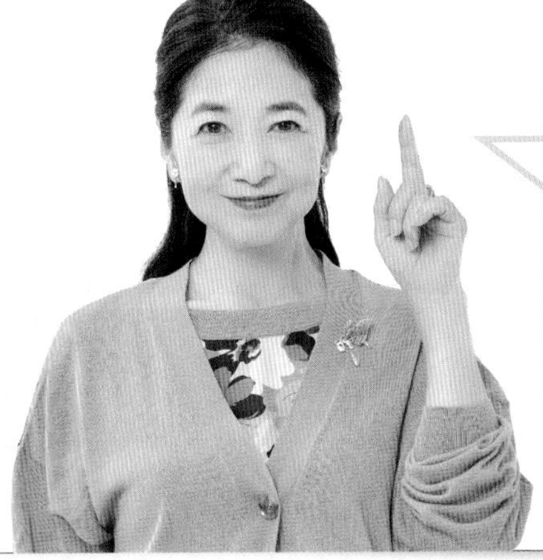

正解を発表します。「八景水谷」と書いて「**はけのみや**」と読みます。八景水谷公園（はけのみやこうえん）は湧き水がきれいで、その名のとおり、いろいろな水の景色が楽しめる公園。私の大好きな場所なんです。

八景水谷公園のようすは、私のYouTubeチャンネル（よしよし。【宮崎美子ちゃんねる】）にも映っています*。興味のある方はぜひご覧ください。

* 【歌】宮崎美子「ふるさと」https://www.youtube.com/watch?v=Qb_2P0epJb8

宮崎美子さんが出題！

漢字教養トリビアクイズ ❼

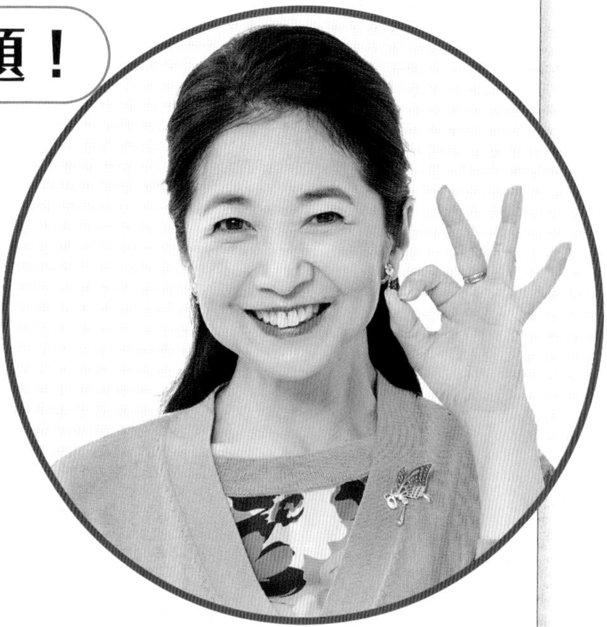

「漢字教養トリビアクイズ」第７回です。今回の問題❶は、文豪・夏目漱石の代表作の一つ『吾輩は猫である』を取り上げました。この作品は、漢語のサクサクとした心地よいリズムがあり、私の大好きな小説です。文中に次々と知らない言葉が出てくるのですが、それもまた楽しいんですよね。そんな言葉の読み方を、トリビアクイズにしてみました。

何だか国語の試験問題みたいになってしまいましたが、単に漢字の読み方を問われるより、文脈の中で考えるほうがスラッと読めることも多いですよね。あまり堅苦しく考えずに、リラックスしてチャレンジしてみてください！

宮崎美子さんが出題！漢字教養トリビアクイズ❼ 目次

1 『吾輩は猫である』読み方クイズ

文豪・夏目漱石の代表作『吾輩は猫である』の一部分です。①～⑭の下線部の漢字の読みを解答欄に書いてください。

ここで吾輩は彼の書生以外の人間を再び見るべき機会に①**遭遇**したのである。第一に逢ったのがおさんである。これは前の書生より一層乱暴な方で吾輩を見るや否やいきなり②**頸筋**をつかんで表へ③**抛り出した**。いやこれは駄目だと思ったから眼をねぶって運を天に任せていた。しかしひもじいのと寒いのにはどうしても我慢が出来ん。吾輩は再びおさんの④**隙**を見て台所へ⑤**這い上った**。すると間もなくまた投げ出された。吾輩は投げ出されては這い上り、這い上っては投げ出され、何でも同じ事を四五遍繰り返したのを記憶している。その時におさんと云う者はつくづくいやになった。この間おさんの⑥**三馬**を⑦**偸んで**この返報をしてやってから、やっと胸の⑧**痞**が下りた。吾輩が最後につまみ出されようとしたときに、この家の主人が騒々しい何だといいながら出て来た。下女は吾輩をぶら下げて主人の方へ向けてこの宿なしの小猫がいくら出しても出しても⑨**御台所**へ上って来て困りますという。主人は鼻の下の黒い毛を⑩**撚り**ながら吾輩の顔をしばらく眺めておったが、やがてそんなら内へ置いてやれといったまま奥へ⑪**這入って**しまった。主人はあまり口を聞かぬ人と見えた。下女は⑫**口惜しそう**に吾輩を台所へ抛り出した。かくして吾輩はついにこの家を自分の⑬**住家**と⑭**極める**事にしたのである。

①
②
③
④
⑤
⑥
⑦
⑧
⑨
⑩
⑪
⑫
⑬
⑭

『吾輩は猫である』は、私が高校生のときに夢中になって読んだ本です。ちなみに、問題⑥「三馬」は漱石が考案した当て字といわれていますが、本当のところはどうなんでしょうか？

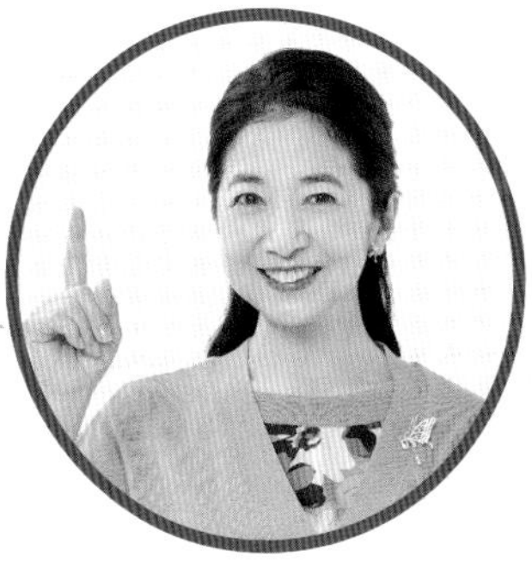

2 よく見ると間違っている熟語クイズ

各問の熟語には、それぞれ1カ所の間違いがあります。間違った漢字を正しい漢字に直してください。

① 密柑　誤□⇒正□
② 雑布　誤□⇒正□
③ 候爵　誤□⇒正□
④ 几張面　誤□⇒正□
⑤ 前後策　誤□⇒正□
⑥ 画竜点晴　誤□⇒正□
⑦ 尊王譲夷　誤□⇒正□
⑧ 内田百聞　誤□⇒正□

問題⑧は小説家の名前で、読み方は「うちだひゃっけん」です。代表作に『百鬼園随筆』『阿房列車』などがあります。

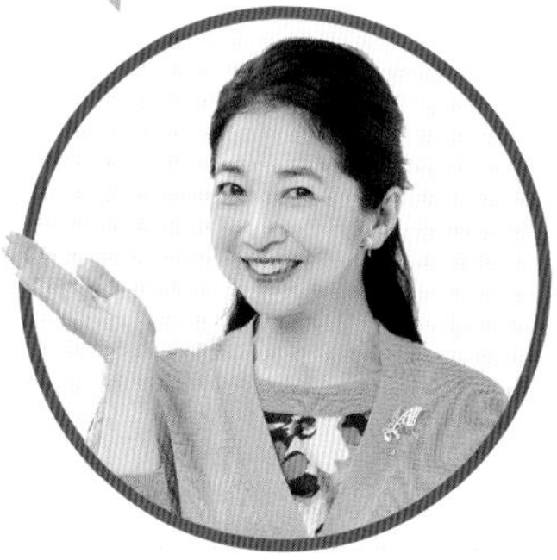

3 外来語漢字クイズ

各問にある文字は、外来語を漢字で表したものです。それぞれの読み方を、ヒントの中から選んで答えてください。

① 形録 ⇒
② 鍍金 ⇒
③ 貯古齢糖 ⇒
④ 鉞力 ⇒
⑤ 釦 ⇒
⑥ 天鵞絨 ⇒
⑦ 番瀝青 ⇒
⑧ 和蘭芹 ⇒

ヒント

ボタン　カタログ
ペンキ　パセリ
ビロード　メッキ
チョコレート
ブリキ

4 源氏物語五十四帖クイズ

『源氏物語』は、平安時代の女流作家・紫式部によって書かれた、全部で54帖（巻）からなる長編小説です。①～⑩の10帖の題名について、ひらがなは漢字に、漢字はひらがなにそれぞれ直してください。

① きりつぼ ⇒ □□

② こちょう ⇒ □□

③ ゆうぎり ⇒ □□

④ やどりぎ ⇒ □□

⑤ ゆめのうきはし ⇒ □□□

⑥ 末摘花 ⇒ □

⑦ 澪標 ⇒ □

⑧ 絵合 ⇒ □

⑨ 玉鬘 ⇒ □

⑩ 早蕨 ⇒ □

源氏物語は、2024年のNHK大河ドラマ化が決定しています。大河ドラマのファンの人にとって、このクイズは予習になるかもしれませんね。

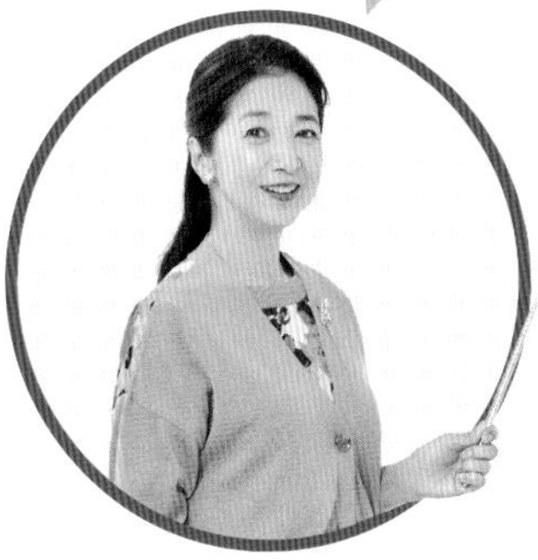

5 お天気漢字クイズ

天気・気象に関する漢字を集めました。各問、それぞれ正しい読み方を答えてください。

① 飄 ⇒ □

② 霹靂 ⇒ □

③ 旱 ⇒ □

④ 時雨 ⇒ □

⑤ 蜃気楼 ⇒ □

⑥ 日照雨 ⇒ □

⑦ 漣 ⇒ □

⑧ 凪 ⇒ □

6 逆立ち言葉クイズ

「長所―所長」のように、上と下の語順を入れ替えると意味と読み方が変わる熟語を集めました。各問のひらがなを漢字に変換して書いてください。

【例】長所(ちょうしょ) ⇒ 所長(しょちょう)

① □□(けいせき) ⇒ □□(あとかた)

② □□(きしょく) ⇒ □□(いろけ)

③ □□(いえで) ⇒ □□(しゅっけ)

④ □□(かこう) ⇒ □□(くちび)

⑤ □□(りっきゃく) ⇒ □□(きゃたつ)

⑥ □□(ちか) ⇒ □□(したじ)

⑦ □□(てそう) ⇒ □□(あいて)

⑧ □□(しっそ) ⇒ □□(そしつ)

金物屋さんに、金へんの漢字を集めたポスターが貼られているのを見たことがあります。魚へんの漢字も多いですけど、金へんの漢字もたくさんありますね。

7 金へんの漢字クイズ

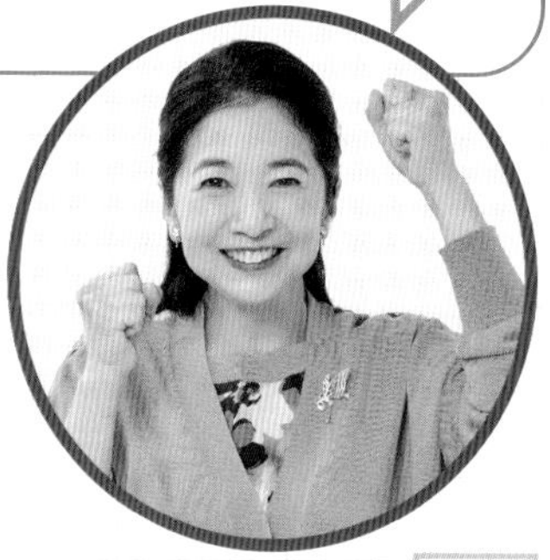

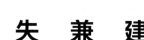

金へんの漢字を集めました。金へんにヒントの文字を合わせて、各問のひらがなを漢字で書いてください。

① はち ⇒ □

② てつ ⇒ □

③ じゅう ⇒ □

④ かぎ ⇒ □

⑤ かま ⇒ □

⑥ めい ⇒ □

⑦ かね ⇒ □

⑧ びょう ⇒ □

⑨ はり ⇒ □

⑩ すき ⇒ □

⑪ くわ ⇒ □

⑫ はがね ⇒ □

ヒント

名 充 童 失 兼 建
十 助 兵 岡 本 秋

8 日本料理用語クイズ

日本料理で使われる用語の問題です。各問の説明に当てはまる用語をヒントから選ぶとともに、読み方もひらがなで書いてください。

① 八寸四方の盆に盛り付けた料理

⇒ □□ 読み方 □

② 強いてもう一品すすめる肴

⇒ □□ 読み方 □

③ 食器の下に敷く食台

⇒ □□ 読み方 □

④ 料理の間に出るあっさりとした吸い物

⇒ □□ 読み方 □

⑤ 一汁三菜の後に鉢に盛り合わせて出される料理

⇒ □□ 読み方 □

⑥ 刺身や酢の物など、初め、または2番目に出される料理

⇒ □□ 読み方 □

⑦ 2種類以上の煮物を同じ椀に盛り合わせた料理

⇒ □□ 読み方 □

ヒント
預鉢　炊合　向付
強肴　折敷　八寸　箸洗

9 和服地クイズ

和服地とは、和服を仕立てるのに使う生地のことで、反物ともいいます。各問は和服地の中でも代表的なものです。読み方をひらがなで書いてください。

①縮緬 ⇒ □
②羽二重 ⇒ □
③緞子 ⇒ □
④綸子 ⇒ □
⑤上布 ⇒ □
⑥紬 ⇒ □
⑦銘仙 ⇒ □
⑧絣 ⇒ □

10 読めるけど書けない漢字クイズ

「なんとなく読めるけど、いざ書くのは難しい」という言葉を集めました。ヒントから漢字を選んで、各問のひらがなを漢字で書いてください。間違えないよう正確に書き取りましょう。

①うっとうしい ⇒ □□しい
②うんちく ⇒ □□
③かくり ⇒ □□
④かや ⇒ □□
⑤こしょう ⇒ □□
⑥こたつ ⇒ □□
⑦しゅうえん ⇒ □□
⑧しんらん ⇒ □□

ヒント

離	炬
蘊	鬱
親	燵
蓄	蚊
終	鸞
隔	焉
帳	陶
胡	椒

11 ことわざ漢字クイズ

ヒントの中から□に当てはまる漢字を入れて、①～⑧のことわざを完成させてください。

① 逆□に触れる

② 虎の□を借りる狐

③ 泣いて馬□を斬る

④ □水盆に返らず

⑤ □頸の交わり

⑥ 病□□に入る

⑦ □下に冠を正さず

⑧ □□は双葉より芳し

ヒント

謖　膏　李　鱗　威
栴　刎　肓　檀　覆

12 植物の漢字クイズ

1文字で植物を表すことのできる漢字を集めました。ヒントの中から正しい漢字を選んで書き込んでください。

① アザミ ⇒ □

② セリ ⇒ □

③ タデ ⇒ □

④ タバコ ⇒ □

⑤ ドクダミ ⇒ □

⑥ ニラ ⇒ □

⑦ ニレ ⇒ □

⑧ ソバ ⇒ □

⑨ フキ ⇒ □

⑩ ワラビ ⇒ □

問題⑥「ニラ」の漢字って、ニラが生えているのをそのまま漢字にしたものだそうです。「名は体を表す」そのままですね。

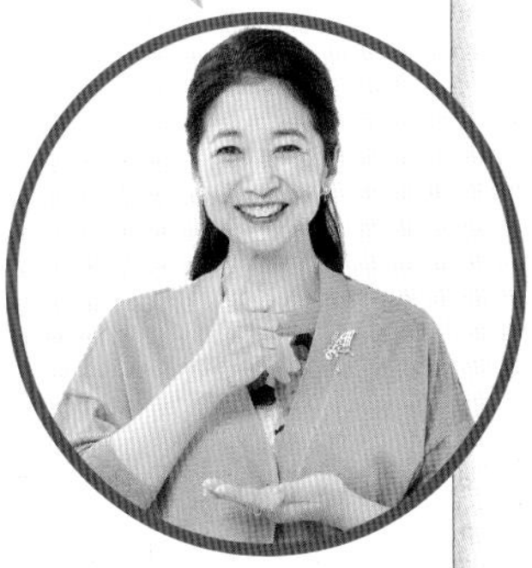

ヒント

蕗　韮　莨　薊　芹
蕨　楡　蓼　蕎　蕺

漢字教養トリビアクイズ⑦ 解答

1 「吾輩は猫である」読み方クイズ

①そうぐう、②くびすじ、③ほうりだした、④すき、⑤はいあがった、⑥さんま、⑦ぬすんで、⑧つかえ、⑨おだいどころ、⑩ひねり、⑪はいって、⑫くやしそう、⑬すみか、⑭きめる

2 よく見ると間違っている熟語クイズ

①誤密⇒正蜜、②誤布⇒正巾、③誤候⇒正侯、④誤張⇒正帳、⑤誤前⇒正善、⑥誤晴⇒正睛、⑦誤譲⇒正攘、⑧誤聞⇒正開

3 外来語漢字クイズ

①カタログ、②メッキ、③チョコレート、④ブリキ、⑤ボタン、⑥ビロード、⑦ペンキ、⑧パセリ

4 源氏物語五十四帖クイズ

①桐壺、②胡蝶、③夕霧、④宿木、⑤夢浮橋、⑥すえつむはな、⑦みおつくし、⑧えあわせ、⑨たまかづら、⑩さわらび

5 お天気漢字クイズ

①つむじかぜ、②へきれき、③ひでり、④しぐれ、⑤しんきろう、⑥そばえ、⑦さざなみ、⑧なぎ

6 逆立ち言葉クイズ

①形跡⇒跡形、②気色⇒色気、③家出⇒出家、④火口⇒口火、⑤立脚⇒脚立、⑥地下⇒下地、⑦手相⇒相手、⑧質素⇒素質

7 金へんの漢字クイズ

①鉢、②鉄、③銃、④鍵、⑤鎌、⑥銘、⑦鐘、⑧鋲、⑨針、⑩鋤、⑪鍬、⑫鋼

8 日本料理用語クイズ

①八寸・読み方はっすん、②強肴・読み方しいざかな、③折敷・読み方おしき、④箸洗・読み方はしあらい、⑤預鉢・読み方あずけばち、⑥向付・読み方むこうづけ、⑦炊合・読み方たきあわせ

⑨ 和服地クイズ

①ちりめん、②はぶたえ、③どんす、④りんず、⑤じょうふ、⑥つむぎ、⑦めいせん、⑧かすり

⑩ 読めるけど書けない漢字クイズ

①鬱陶しい、②蘊蓄、③隔離、④蚊帳、⑤胡椒、⑥炬燵、⑦終焉、⑧親鸞

⑪ ことわざ漢字クイズ

①逆鱗に触れる　意味：目上の人を激怒させてしまうこと

②虎の威を借りる狐　意味：力のない者が、強い者の権威を頼って威張ること

③泣いて馬謖を斬る　意味：規律を守るために私情を捨てて違反者を処罰すること

④覆水盆に返らず　意味：一度起きてしまったことは取り返しがつかないこと

⑤刎頸の交わり　意味：相手のためならば、自分の首が切られても後悔しないほどの親しい交わり

⑥病膏肓に入る　意味：物事に熱中して抜け出られないほどになること

⑦李下に冠を正さず　意味：人から疑いをかけられるような行いはさけるべきということ

⑧栴檀は双葉より芳し　意味：大成する人は幼少のときから優れているということ

⑫ 植物の漢字クイズ

①薊、②芹、③蓼、④莨、⑤蕺、⑥韮、⑦楡、⑧蕎、⑨蕗、⑩蕨

お疲れ様でした。今回のクイズはいかがでしたか？
今回で第７回を迎えたトリビアクイズですが、出題数が900問を超えました。まだまだ続きますので、引き続きチャレンジしてください！

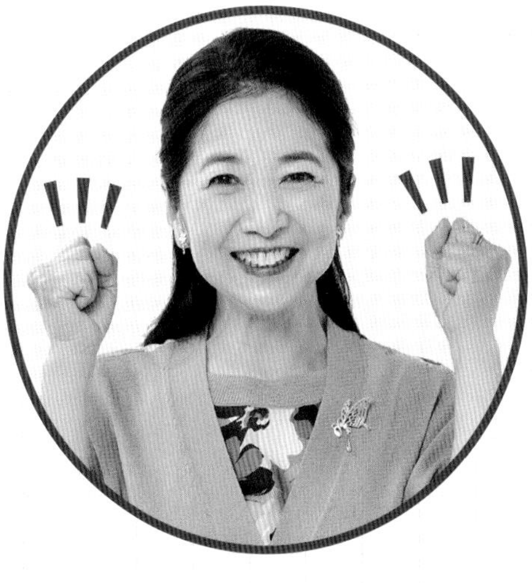

本書のドリルの実践で認知機能をつかさどる「前頭前野」の血流が増え認知症予防に役立つと試験で確認されました

東北大学教授　川島隆太（かわしまりゅうた）

認知機能の低下は脳の前頭前野の衰えが原因

人間の脳の約80％は「大脳」が占めています。大脳は脳の中でも、最も幅広い機能を担っています。

大脳は大きく4つに分かれており、頭の前方にあるのが「前頭葉」と呼ばれている部分です。前頭葉は運動を支配する「運動野」と、認知機能をつかさどる「前頭前野」の2つに分かれています。この前頭前野こそが、人間としての最も高度な機能を持つ領域と考えられているのです。

前頭前野が担う認知機能とは、思考や判断、記憶、意欲、計算、想像など、脳の高度な活動のこと。ものを考えたり、人と会話したりするといったように、私たちが人間らしく生活できるのは、前頭前野のおかげだといっても過言ではありません。

いわば「脳の司令塔」である前頭前野は、20歳以降になると働きがどんどん低下していきます。記憶力や理解力、考える力などが少しずつ衰えていくのです。中高年以降になると、物忘れやうっかりミスが増え、皆さんの中には自己嫌悪に陥る方がいるかもしれません。

感情面では、ほんの些細なことでイライラしたり、不安を感じやすくなったりするようになります。若いころなら我慢できたはずの出来事でも、もどかしさや怒りといった負の感情を抑えることができず、暴言を放つなどして、人間関係でのトラブルを起こすこともあるのです。

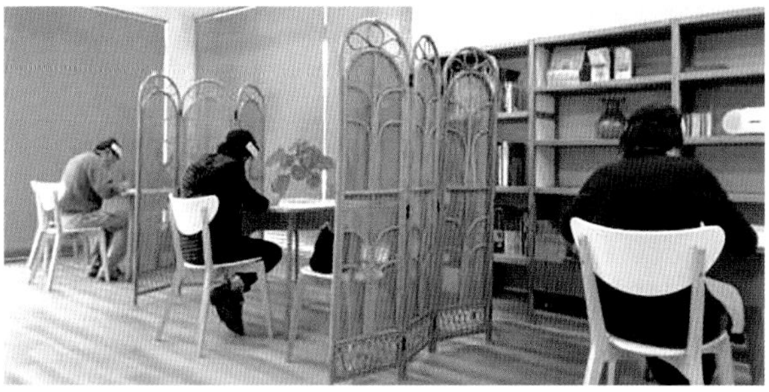

NIRSを使用した本書ドリルの試験のようす

●トポグラフィ画像（脳血流測定）

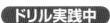

安静時

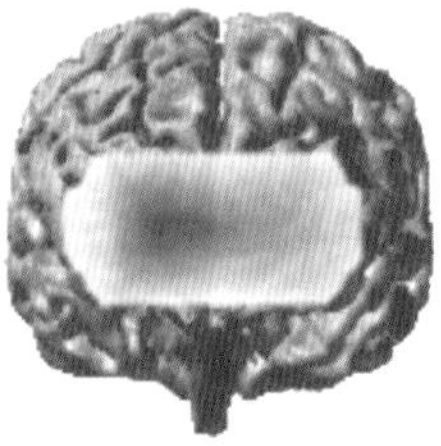

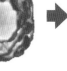

ドリルを実践する前の前頭前野の血流

ドリル実践中

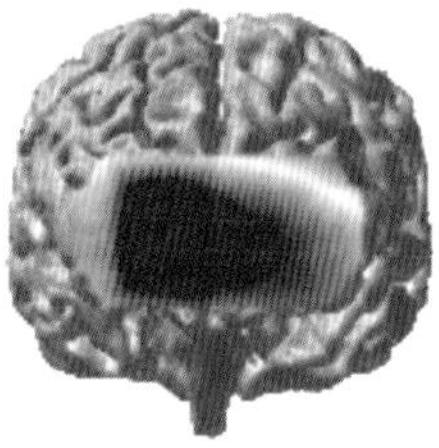

赤い部分は脳の血流を表している。ドリルの試験中に血流が向上した

文字や数字の問題の実践が認知症の予防につながる

脳の前頭前野は、加齢とともに衰えていきます。しかし、最近の研究によって、数字や文字を使ったドリルを解くことで、前頭前野が活性化することが明らかになってきました。

前頭前野の働きが活発になれば、記憶などの認知機能は改善していきます。物忘れやうっかりミスが減るだけでなく、感情面も安定するようになるのです。

●ドリル種類別の脳活動

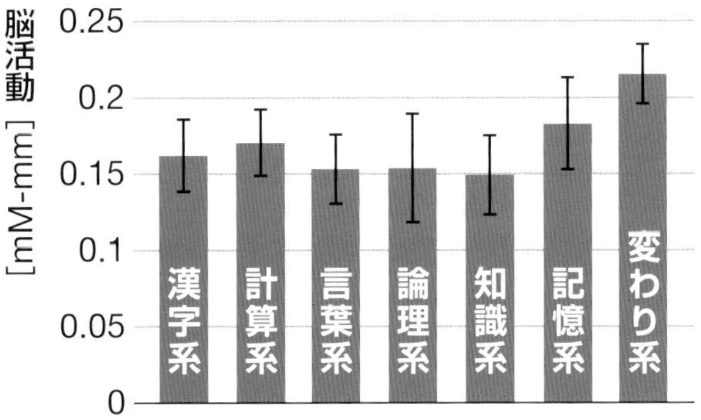

出典：系統別の有意差「脳血流量を活用した脳トレドリルの評価」より

●漢字系ドリルの脳活動

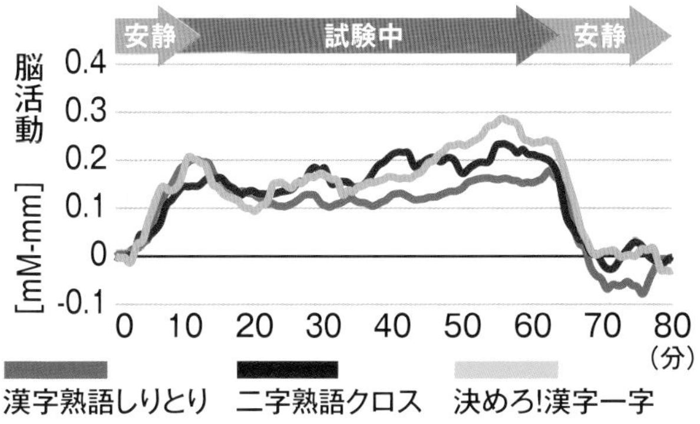

出典：漢字系ドリルの脳活動「脳血流量を活用した脳トレドリルの評価」より

さらに、認知症を予防する働きも期待できます。日本人の認知症では、脳の神経が変性して脳の一部が萎縮していく「アルツハイマー型認知症」が最も多く、半数以上を占めています。次に多いのは、脳梗塞や脳出血などによって起こる「脳血管性認知症」です。

65歳以上の６人に１人が認知症になっているといわれていますが、根本的な治療法は確立されていません。しかし、ドリルの実践で前頭前野を活性化すれば、認知症予防に役立つことも確かめられています。

すべてのドリルで脳の働きが活性化した

論より証拠ということで、ドリルの実践によって脳の前頭前野が本当に活性化するのか、試験を行ってみました。前頭前野の活性の判定は、「NIRS（ニルス）」（近赤外分光分析法）という方法で調べることができます。

NIRSとは、太陽光に含まれる光を使って、前頭前野の血流を測定できる、安全かつ精密な機器のことです。前頭前野の血流が増えていれば、脳が活性化していることを意味します。逆に血流に変化がなかったり、落ちたりしていれば、脳が活性化していないことになります。

NIRSを使った試験は、2020年12月、新型コロナウイルスの感染対策を施したうえで実施しました。参加者は60～70代の男女40人。全員、脳の状態は健康で、脳出血や脳梗塞といった脳の病気にかかった経験もありません。

試験に使ったのは「漢字」「計算」「言葉」「論理」「知識」「記憶」「変わり系」の７系統、計33種類のドリルです。ドリルは楽しく解けるものばかりで、たとえば、漢字の熟語でしりとりをしていく問題や、ひらがなで書かれた計算式を解くなど、ゲーム感覚で取り組める問題です。

33種類の脳ドリルを40人全員で分担し、１人あたり15種類の問題を解いてもらいました。その結果、すべての脳ドリルが、安静時と比較して、前頭前野の血流を促進したことが判明。そのうち27種類のドリルは、顕著に血流を増加させました。脳ドリルが前頭前野の血流を増やし、活性化させることが実証されたのです。

本書には、試験で検証したものと同種のドリルの中から、漢字系のパズル問題を厳選して収録しています。

ドリルを解くさいは「スピード重視」が肝心。正解にこだわり、じっくり考えるよりも、間違いを気にせずにできるだけ速く解くほうが、前頭前野が活性化することがわかっています。30日間、毎日異なるパズルを実践でき、飽きることはありません。毎日取り組むことで、認知機能が向上していくはずです。

脳の神経細胞の働きを活性化し
認知症を防ぐには有酸素運動が有効で認知機能も大幅に向上します

認知症予防のカギとなる脳の栄養「BDNF」

適度な運動は、心身に多くの健康効果をもたらします。脳も例外ではありません。最近では、脳のさまざまな働きと運動の関係について、世界中で研究が盛んに行われています。

中でも注目を集めているのが、認知症予防のカギを握るといわれている「BDNF」（脳由来神経栄養因子）と運動の関係です。

BDNFとは、脳の神経細胞の発生や成長、再生を促すたんぱく質の一種のこと。記憶をつかさどる脳の海馬に多く、学習能力や記憶力など脳の認知機能の向上に大きくかかわっており、「脳の栄養」とも呼ばれています。

重度のアルツハイマー型認知症の患者さんの脳では、BDNFの発現量が減少しているという報告もあります。このことからも、BDNFが認知機能と深い関係にあることがわかります。

いくつになっても認知機能を維持するにはBDNFは欠かせない存在です。BDNFは年を重ねるとともに減少するといわれていますが、年齢を問わず、運動をすることで増やせることがわかってきました。

BDNFを増やすには、ウォーキングやスイミングなど、体内にたくさんの酸素を送り込む「有酸素運動」が効果的です。有酸素運動によって体内に酸素が継続的に取り込まれると、脳内でBDNFの分泌が盛んになるのです。

●有酸素運動で認知力がアップ

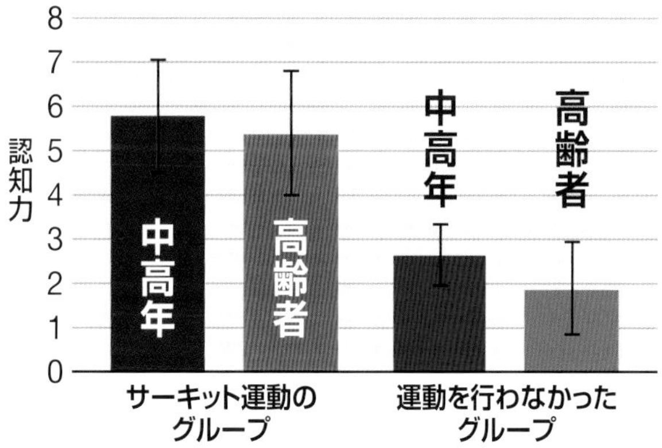

出典：東北大学加齢医学研究所
「サーキット運動群と対照群の介入による変化量」より

よく歩くことで脳が活発に働く

ウォーキングなど「よく歩く」ことは、脳のネットワークを活性化させることにつながります。

脳内には、およそ1000億個もの神経細胞があるといわれています。それぞれがつながり合い、複雑で巨大なネットワークを形成しています。脳の神経細胞の活動を支える代表的な栄養が、BDNFです。よく歩くことでBDNFが増え、神経細胞間の情報のやり取りがスムーズになり、より活発に働きやすい脳へと変化していきます。

皆さんが何気なく行っている歩行は、意外なことに脳のさまざまなネットワークが駆使されているのです。逆に、脳のネットワークのつながりがスムーズに行われなくなると、歩くスピードが遅くなったり、フラフラしたりすることが起こりやすくなります。

実際、認知症の前段階であるMCI（軽度認知障害）の判断基準として、歩行速度の試験が行われます。歩行速度が遅いほど、MCIの可能性が高くなります。目安としては、横断

認知症予防にかかわるBDNFとは

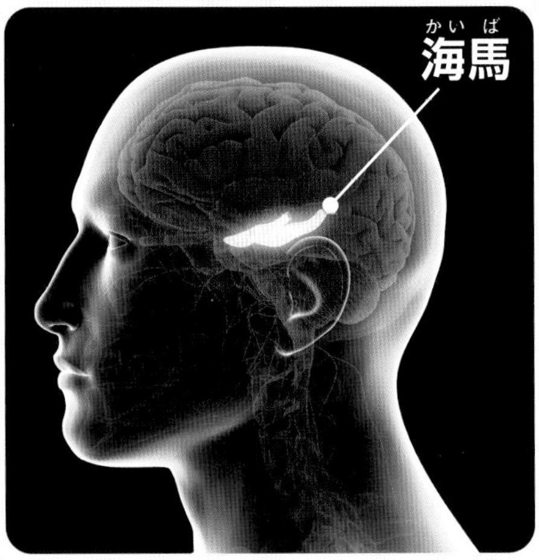

BDNFは、脳の神経細胞の発生や成長、維持、再生を促進するたんぱく質の一種で、脳由来の神経栄養因子。記憶をつかさどる脳の「海馬」に多く、血液中にも存在している。学習能力や記憶力など脳の認知機能の向上に大きくかかわり、脳の栄養とも呼ばれている。

加齢にともなって減り、特にアルツハイマー型認知症の患者さんの脳では、BDNFが大幅に減少すると報告されている。

ウォーキングや水泳、サイクリングなどの有酸素運動によって酸素を継続的に体内に取り込むと、脳内でBDNFの分泌が盛んになることがわかっている。

歩道を青信号のうちに渡りきれない場合は要注意です。

サーキット運動で認知機能が向上した

有酸素運動の１つであるサーキット運動（異なる種類の運動を順番に行うトレーニング）も、認知機能と活力（ポジティブな気分）の向上に役立つことがわかりました。

東北大学加齢医学研究所では2020年、フィットネスクラブと共同研究を行いました。既往歴のない健康な中高年32人と高齢者32人を２つのグループに分けました。１つは筋トレと足踏み運動などの有酸素運動に加え、ストレッチを組み合わせたサーキット運動を30分間行うグループ。もう１つは運動を行わないグループです。

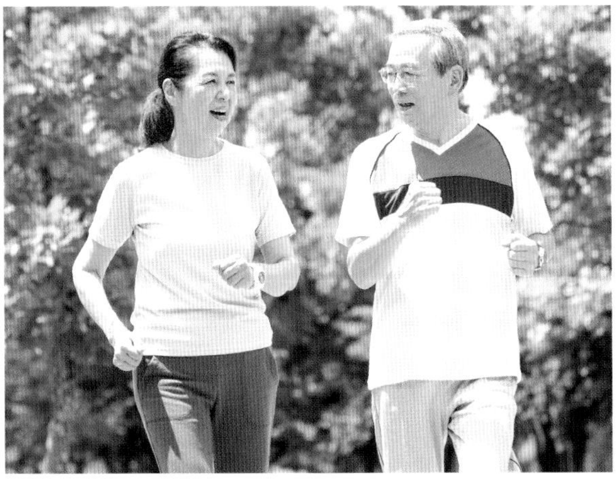
脳活性化にはウォーキングなど有酸素運動が有効

運動後のアンケート調査の結果、サーキット運動を行ったグループは認知力（イライラなどの気分を制御する抑制力）やポジティブな気持ちが向上したことが判明したのです。

また、名古屋大学大学院の研究グループでは、どのような運動が高齢者の認知機能の低下を予防するのかを調べました。

認知機能の低下を自覚している高齢者415人を対象に、「有酸素運動」「レジスタンストレーニング（筋トレ）」「有酸素運動＋レジスタンストレーニング」「運動をしない」の４つのグループに分け、６ヵ月後に認知機能などを調査。その結果、「有酸素運動」のグループのみ、記憶力が向上したことがわかったのです。

さらに、東京医科歯科大学では、歩道が整備されているなど歩きやすい地域に住む高齢者ほど、認知症のリスクが低いことも報告しています。

ウォーキングなどの有酸素運動は内臓脂肪を燃焼する効果もあります。内臓脂肪が多いほど認知機能が低下する傾向にあり、脳にも悪影響を与えていると考えられています。内臓脂肪を減らし、認知機能を維持するためにも、日ごろから有酸素運動を心がけましょう。

毎日脳活 スペシャル 漢字脳活ひらめきパズルの効果を高めるポイント

ポイント1 毎日続けることが大切

「継続は力なり」という言葉がありますが、ドリルは毎日実践することで、脳が活性化していきます。２～３日に１度など、たまにやる程度では効果は現れません。また、続けていても途中でやめると、せっかく若返った脳がもとに戻ってしまいます。毎日の日課として、習慣化するのが、脳を元気にするコツだと心得てください。

ポイント2 1日2ページ、朝食後の午前中に

１日のうちで脳が最も働くのが午前中です。できるかぎり、午前中に取り組みましょう。一度に多くのドリルをやる必要はなく、１日２ﾍﾟｰｼﾞでOK。短い時間で集中して全力を出し切ることで、脳の機能は向上していくのです。また、空腹の状態では、脳はエネルギー不足。朝ご飯をしっかり食べてから行いましょう。

ポイント3 できるかぎり静かな環境で

静かな環境で取り組むことがポイントです。集中しやすく、脳の働きもよくなります。テレビを見ながらや、ラジオや音楽を聴きながらやっても、集中できずに脳を鍛えられないことがわかっています。周囲が騒がしくて気が散る場合は、耳栓を使うといいでしょう。

ポイント4 制限時間を設けるなど目標を決めて取り組む

目標を決めると、やる気が出てきます。本書では、年代別に制限時間を設けていますが、それより少し短いタイムを目標にするのもいいでしょう。解く速度を落とさずに、正解率を高めていくのもおすすめです。１ヵ月間連続して実践するのも、立派な目標です。目標を達成したら、自分にご褒美をあげると、さらに意欲も出てきます。

ポイント5 家族や友人といっしょに実践する

家族や友人といっしょに取り組むのもおすすめです。競争するなどゲーム感覚で実践すると、さらに楽しくなるはずです。何よりも、「脳を鍛える」という同じ目的を持つ仲間と実践することは、とてもやりがいがあります。脳ドリルの後、お茶でも飲みながらコミュニケーションを取ることも、脳の若返りに役立つはずです。

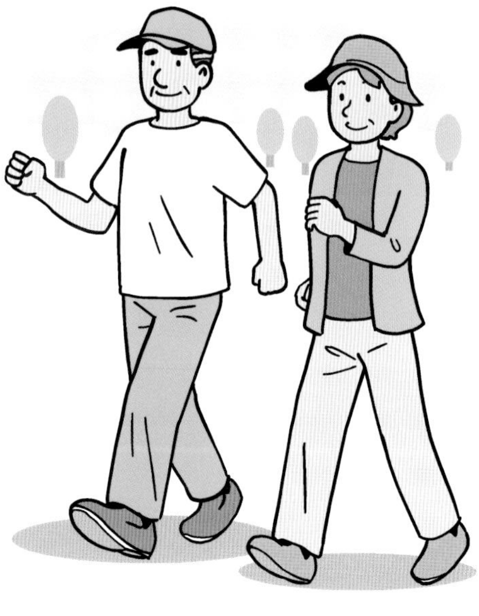

とにかく楽しい厳選問題！

大人気脳トレ「漢字パズル」15

記憶力・認知力アップ

問題を手がかりに一時的に覚える「短期記憶」と子供のころに習った漢字など「思い出す力」を鍛えます。

2・17日目 **意味から熟語探し**
7・22日目 **バラバラ言葉**
9・24日目 **音訓変換漢字**
13・28日目 **並べ替え熟語探し**

バラバラ言葉

① ウホベダタイ
□べ□□
ヒント ホテル　バイキング

⑥ カンサツイケ
□□□
ヒント 公務員　パトカー

② ワクイフラ
□□い
ヒント 正月の遊び　おたふく

⑦ シトトヨヒミデヨ
□□□□
ヒント 天下統一　大阪城

③ レダチョツウノ
□□の□
ヒント 人気店の前　ゾロゾロ

⑧ ウキュイイメリ
□□□り
ヒント 難事件　捜査打ち切り

注意力・集中力アップ

指示どおりの文字を探したり、浮かび上がった図形から文字を読み取ったりするなど、注意力・集中力が磨かれます。

3・18日目 **正しい送り仮名二択**
6・21日目 **はぐれ漢字探し**
11・26日目 **数字つなぎ三字熟語**
15・30日目 **読み方ビンゴ**

読み方ビンゴ

	B	C	D	E	F
H	利子	野原	陰湿	屈折	稲妻
I	夕立	解決	沖縄	寮長	頭痛
J	履歴	磁気	★	心臓	勇気
K	確認	印鑑	有事	表示	了解
L	郵便	著者	貯蓄	発射	関係

① 「か」から始まる熟語
② 「ゆ」から始まる熟語
③ 「り」から始まる熟語
④ 「い」から始まる熟語

1番めにビンゴ　答え
2番めにビンゴ　答え

直感力アップ

知識や経験を総動員して、素早く決断を下したり行動に移したりする力が身につきます。

1・16日目 **レコード漢字並べ**
5・20日目 **漢字拾い迷路**
10・25日目 **鏡文字熟語クイズ**

漢字拾い迷路

①
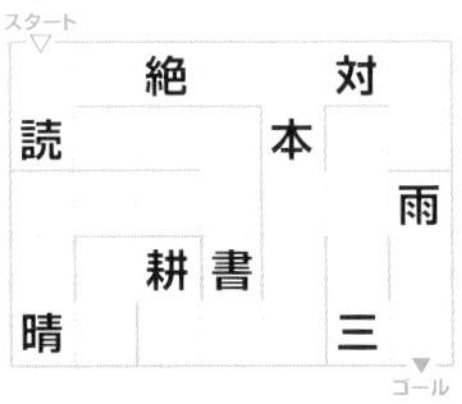

答え

②
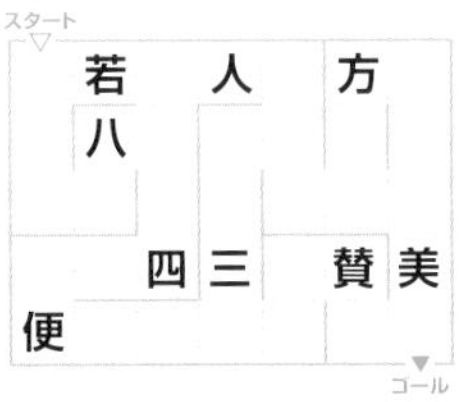

答え

思考力・想起力アップ

論理的に考える問題や推理しながら答えを導く問題で、考える力を磨き、頭の回転力アップが期待できます。

4・19日目 **漢字熟語しりとり**
8・23日目 **反対語強化ドリル**
12・27日目 **ダジャレ漢字ドリル**
14・29日目 **二字熟語クロス**

漢字熟語しりとり

① 脱 問 分 難 退 離 避
分 ▶ □ ▶ □ ▶ □
▶ □ ▶ □

⑤ 水 常 玉 店 温 露 日
□ ▶ □ ▶ 温 ▶ □
▶ □ ▶ □

② 文 首 豪 脳 足 華 天
足 ▶ □ ▶ □ ▶ □
▶ □ ▶ □

⑥ 造 配 人 花 年 輪 達
□ ▶ □ ▶ 達 ▶ □
▶ □ ▶ □

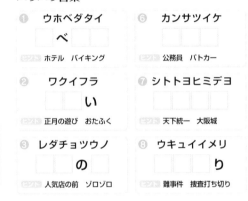

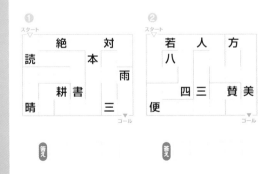

1 日目

レコード漢字並べ

実践日

月　日

難易度③★★★☆☆

各問、四字熟語を構成する４つの漢字の中心部を円形に切り抜き、内側と外側をそれぞれ回転させた形で提示しています。４つの漢字が何かを見極め、それらの漢字でできる四字熟語を答えてください。

❶

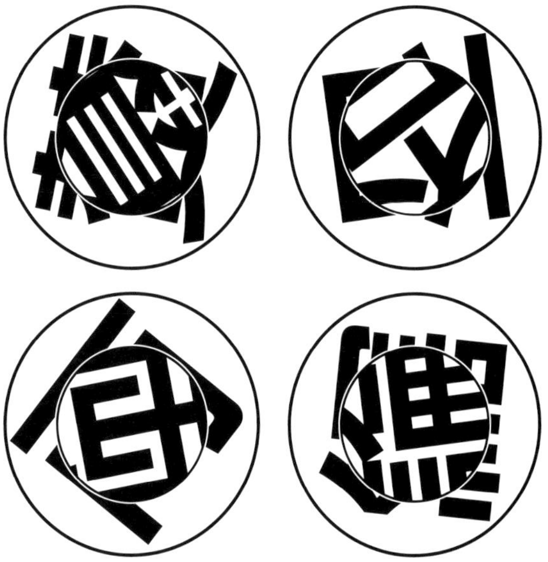

答え

❷

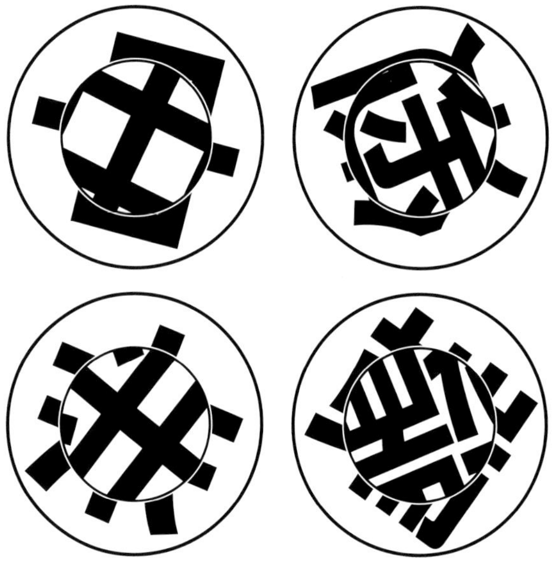

答え

❸

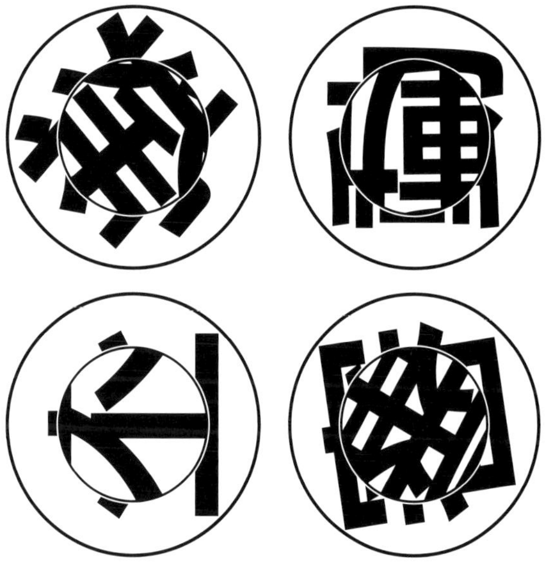

答え

❹

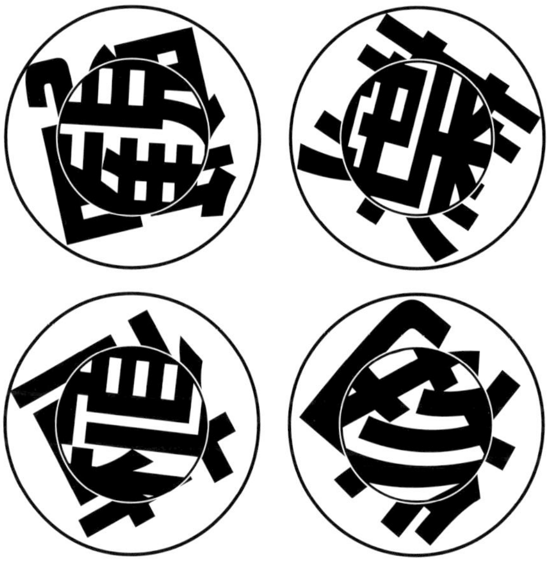

答え

解答 ❶賛否両論、❷中途半端、❸挙動不審、❹観葉植物

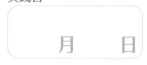

脳活ポイント

イメージ力を強く鍛える

レコードのような盤面に漢字が内側と外側にズレて書かれているので、それを頭の中で元に戻さなくてはいけません。そのさいに、直感力や発想力・イメージ力が特に磨かれます。

目標時間

50代まで	60代	70代以上
10分	15分	20分

正答数 ／8問

かかった時間 分

⑤

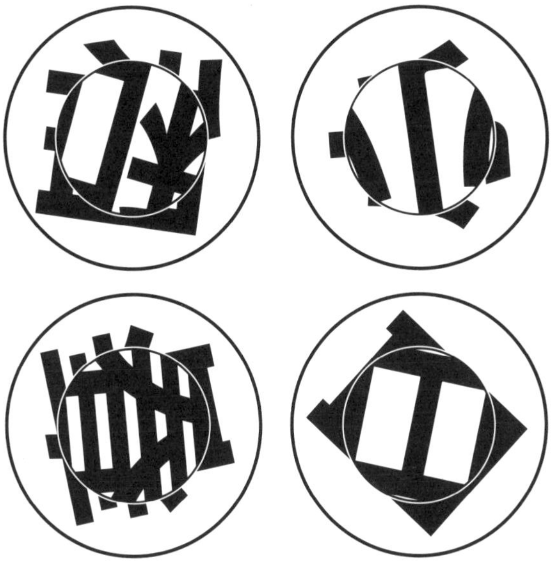

答え

⑥

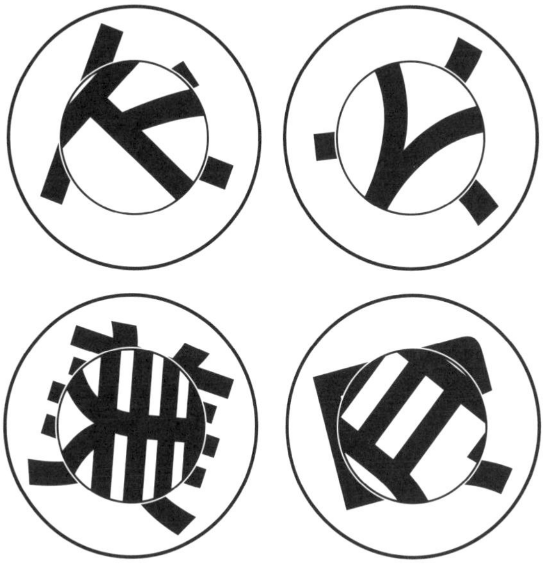

答え

⑦

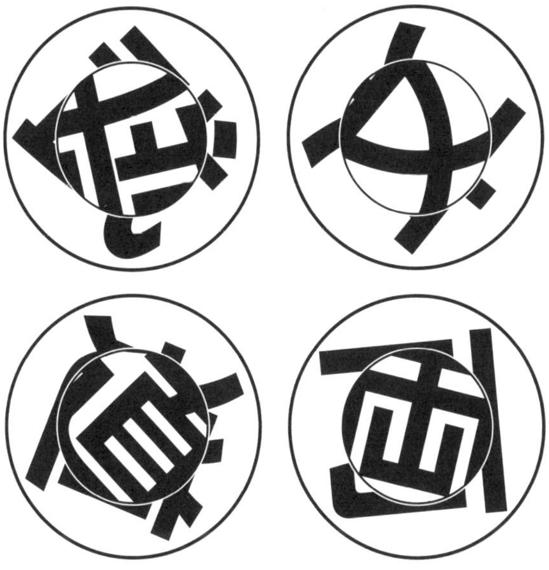

答え

⑧

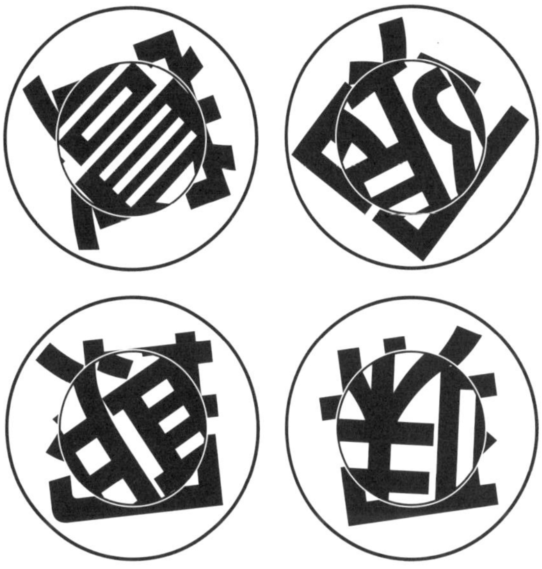

答え

解答 ⑤小春日和、⑥月下美人、⑦文武両道、⑧賞味期限

2日目 意味から熟語探し

実践日
月　日

難易度3★★★☆☆

A～Dは、1～7の問題で構成されています。1～7の説明を読み、それがどんな三字熟語、もしくは四字熟語を示すか、推測してください。リスト部分にある7つの漢字は1～7に1つずつ用います。

A

Aのリスト　武　乱　若　鋭　高　投　無

1 威圧的な態度を取るさま　□丈□
2 自分の身代わりにすること　□□者
3 身分に関係なく、楽しめる宴会　□□講
4 ピッチャーが思い切り投げること　□力□□
5 わき目もくれず、集中する　一□□□
6 将来を期待されている新人　□進□□
7 年齢や性別に関係ないすべての人　□□□女

B

Bのリスト　口　子　義　答　視　刀　才

1 困難や障害を乗り越えるきっかけ　□破□
2 問題にしないこと　□外□
3 子供を寝かしつけるための歌　□□唄
4 複雑なものをうまく処理するようす　□□乱□
5 ある行動をするときに必要な理由　□□□分
6 知識が豊富で、才能に恵まれたこと　□学□□
7 話し合ってもむだなこと　□□無□

解答
A 1居丈高、2影武者、3無礼講、4全力投球、5一心不乱、6新進気鋭、7老若男女
B 1突破口、2度外視、3子守唄、4快刀乱麻、5大義名分、6博学多才、7問答無用

脳活ポイント

推理力と記憶力を同時に磨く

短い文章から内容を素早くくみ取り、三字熟語と四字熟語を思い出す作業です。推理力と記憶力が同時によく磨かれます。思い出すさいには、頭の中でその場面をイメージしてみましょう。

目標時間

50代まで	60代	70代以上
15分	20分	30分

正答数 /28問　かかった時間 分

C　Cのリスト　可　尾　板　縫　下　場　群

1. 芸の世界で一流の人のこと　大□□
2. 十分でなく、中途半端　□半□
3. 仕事終了までに時間がかかること　長□□
4. 行動が最初から最後まで同じ　□□一□
5. 状況が変わり、解決に向かうこと　急□□□
6. 人が多数いるときの気持ちの動き　□□心□
7. 純真な人柄で、自然な美しさがある　□衣□□

D　Dのリスト　疑　報　枯　象　頂　事　謝

1. 日本庭園や日本画の様式の１つ　□□水
2. 自分に無関係な人についてのこと　□人□
3. 不機嫌にふくれた顔つき　□□面
4. いろいろ疑い、恐れを抱くこと　□□□鬼
5. 悪事を働くと、悪事が降りかかる　□果□□
6. 古いものと新しいものの入れ替わり　□陳□□
7. この世に起こるすべての事柄　□羅□□

解答
C①大看板、②生半可、③長丁場、④首尾一貫、⑤急転直下、⑥群集心理、⑦天衣無縫
D①枯山水、②他人事、③仏頂面、④疑心暗鬼、⑤因果応報、⑥新陳代謝、⑦森羅万象

3日目 正しい送り仮名二択

実践日

月　日

難易度3★★★☆☆

各問、下線が引いてある部分のひらがなを漢字に直したとき、①か②のどちらかになります。送り仮名が正しくなっているほうを選び、解答欄に①か②で記入してください。

1 君にまかせる
① 任かせる
② 任せる
答え

2 ゴールにみちびく
① 導く
② 導びく
答え

3 木をもやす
① 燃やす
② 燃す
答え

4 城をきずく
① 築ずく
② 築く
答え

5 かしたお金
① 貸した
② 貸た
答え

6 参加をことわる
① 断とわる
② 断る
答え

7 敵をしりぞける
① 退ける
② 退ぞける
答え

8 生徒をひきいる
① 率る
② 率いる
答え

9 熱をはかる
① 測かる
② 測る
答え

10 お金をふやす
① 増す
② 増やす
答え

11 庭園をつくる
① 造る
② 造くる
答え

12 炎をたやすな
① 絶やすな
② 絶すな
答え

13 支店をもうける
① 設る
② 設ける
答え

14 非をせめる
① 責る
② 責める
答え

解答 ❶②、❷①、❸①、❹②、❺①、❻②、❼①、❽②、❾②、❿②、⓫①、⓬①、⓭②、⓮②

脳活ポイント

日ごろから注意力が喚起される

日常生活でよく見かけたり、使ったりしている漢字の送り仮名を、正確に覚えているかが試されます。何回も問題を解いているうちに、注意力が喚起され、大切なことの見落としがなくなるでしょう。

目標時間

50代まで	60代	70代以上
15分	20分	25分

正答数	かかった時間
/28問	分

⑮ 畑を**たがやす**
① 耕す
② 耕やす
答え

⑯ **あつい**本
① 厚い
② 厚つい
答え

⑰ 店を**かまえる**
① 構る
② 構える
答え

⑱ 会社を**おこす**
① 興す
② 興こす
答え

⑲ 善後策を**こうじる**
① 講る
② 講じる
答え

⑳ 姿を**あらわす**
① 現らわす
② 現す
答え

㉑ 体重を**へらす**
① 減す
② 減らす
答え

㉒ 女性に**かぎる**
① 限る
② 限ぎる
答え

㉓ **けわしい**顔
① 険い
② 険しい
答え

㉔ **いさぎよい**人
① 潔い
② 潔ぎよい
答え

㉕ 野犬が**むれる**
① 群る
② 群れる
答え

㉖ 罪を**ゆるす**
① 許す
② 許るす
答え

㉗ 先生に**さからう**
① 逆う
② 逆らう
答え

㉘ 彼とは**ひさしぶり**だ
① 久り
② 久しぶり
答え

解答 ⑮①、⑯①、⑰②、⑱①、⑲②、⑳②、㉑②、㉒①、㉓②、㉔①、㉕②、㉖①、㉗②、㉘②

4日目 漢字熟語しりとり

実践日

月　日

難易度4★★★★☆

7つの漢字を使い、二字熟語をしりとりで作ります。できた二字熟語の右側の漢字が、次の二字熟語の左側の漢字になります。答えの最初と最後の漢字は1度しか使いません。うまくつながるように埋めてください。

❶ 脱 問 分 難 退 離 避

分□ ▶ □□ ▶ □□ ▶
□□ ▶ □□ ▶ □□

❺ 水 常 玉 店 温 露 日

□□ ▶ □□ ▶ 温□ ▶
□□ ▶ □□ ▶ □□

❷ 文 首 豪 脳 足 華 天

足□ ▶ □□ ▶ □□ ▶
□□ ▶ □□ ▶ □□

❻ 造 配 人 花 年 輪 達

□□ ▶ □□ ▶ 達□ ▶
□□ ▶ □□ ▶ □□

❸ 歯 番 庭 犬 紅 石 茶

紅□ ▶ □□ ▶ □□ ▶
□□ ▶ □□ ▶ □□

❼ 放 具 会 漫 釈 遊 社

□□ ▶ □□ ▶ 釈□ ▶
□□ ▶ □□ ▶ □□

❹ 油 王 軽 帝 園 手 田

帝□ ▶ □□ ▶ □□ ▶
□□ ▶ □□ ▶ □□

❽ 月 評 望 論 招 極 待

□□ ▶ □□ ▶ 望□ ▶
□□ ▶ □□ ▶ □□

解答

❶分離→離脱→脱退→退避→避難→難問、❷足首→首脳→脳天→天文→文豪→豪華、
❸紅茶→茶番→番犬→犬歯→歯石→石庭、❹帝王→王手→手軽→軽油→油田→田園、
❺日常→常温→温水→水玉→玉露→露店、❻年配→配達→達人→人造→造花→花輪、
❼社会→会釈→釈放→放漫→漫遊→遊具、❽招待→待望→望月→月極→極論→論評

脳活ポイント

言語中枢を一段と磨く!

熟語をしりとりのようにつなげて並べることで、言語中枢である側頭葉を活性化させる効果が期待できます。また、想起力と洞察力、情報処理力も大いに鍛えられます。

目標時間

50代まで	60代	70代以上
30分	45分	60分

正答数 ／16問　　かかった時間 分

⑨ 目手黒間次柄元

黒□ ▶ □□ ▶ □□ ▶
□□ ▶ □□ ▶ □□

⑬ 迎志放合送意追

□□ ▶ □□ ▶ 送□ ▶
□□ ▶ □□ ▶ □□

⑩ 事解補行正候決

候□ ▶ □□ ▶ □□ ▶
□□ ▶ □□ ▶ □□

⑭ 土良故優縁星郷

□□ ▶ □□ ▶ 縁□ ▶
□□ ▶ □□ ▶ □□

⑪ 雨戸青天棚井春

青□ ▶ □□ ▶ □□ ▶
□□ ▶ □□ ▶ □□

⑮ 山心固刀腹執剣

□□ ▶ □□ ▶ 刀□ ▶
□□ ▶ □□ ▶ □□

⑫ 本担音日当負落

負□ ▶ □□ ▶ □□ ▶
□□ ▶ □□ ▶ □□

⑯ 陽候牛太闘気肉

□□ ▶ □□ ▶ 肉□ ▶
□□ ▶ □□ ▶ □□

解答

⑨黒目→目次→次元→元手→手間→間柄、⑩候補→補正→正解→解決→決行→行事、
⑪青春→春雨→雨天→天井→井戸→戸棚、⑫負担→担当→当落→落日→日本→本音、
⑬追放→放送→送迎→迎合→合意→意志、⑭優良→良縁→縁故→故郷→郷土→土星、
⑮固執→執刀→刀剣→剣山→山腹→腹心、⑯闘牛→牛肉→肉太→太陽→陽気→気候

5日目 漢字拾い迷路

実践日

月　　日

難易度③★★★☆☆

同じマスを通らずにゴールまで進みます。そのさい、漢字を４つ拾い、拾った漢字でできる四字熟語を解答欄に書いてください。漢字を４つ以上拾った、四字熟語ができないといった場合は不正解です。

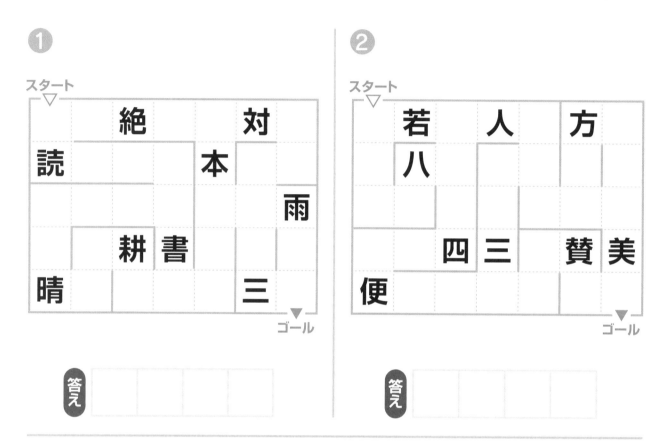

①

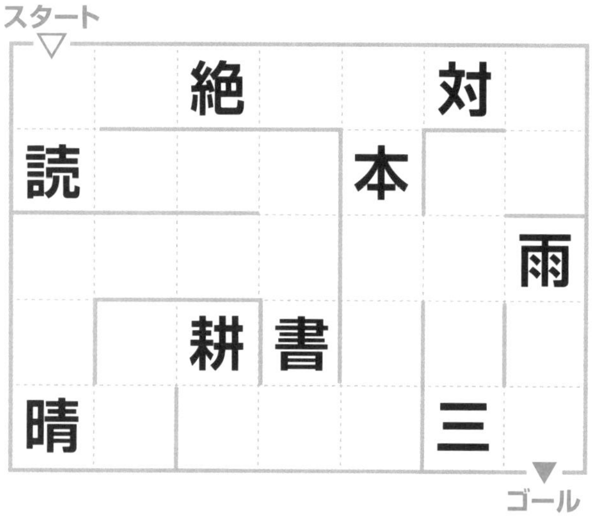

答え

②

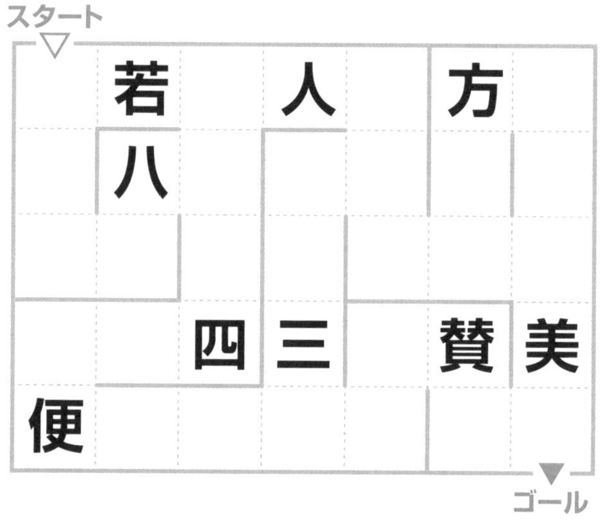

答え

③

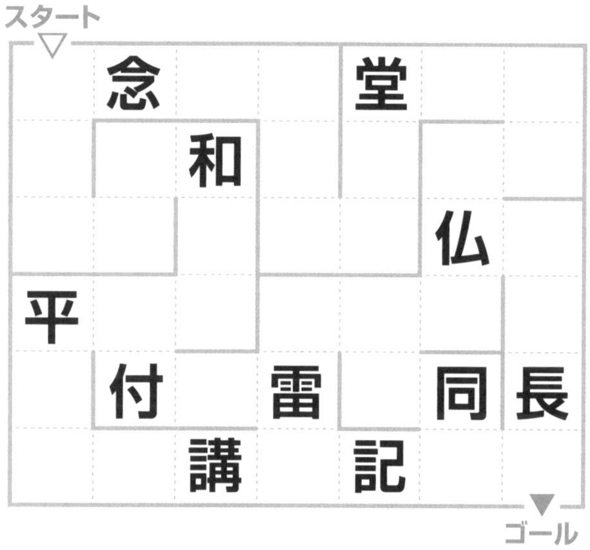

答え

④

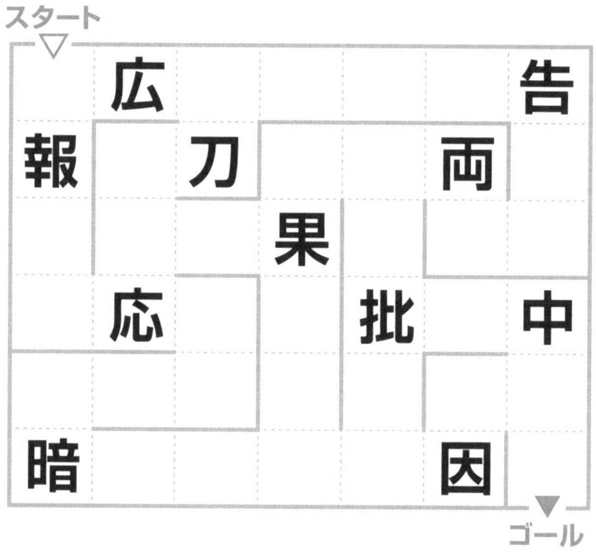

答え

脳活ポイント

答えを導く直感力が研ぎ澄まされる

なんとなくこちらに進めば答えが得られる、といった問題を解決する直感力が研ぎ澄まされます。想像できる四字熟語をすべて考えるのではなく、全体をパッと見てゴールまでの道筋のあたりをつけましょう。

目標時間

50代まで	60代	70代以上
10分	15分	20分

正答数　／8問

かかった時間　分

⑤

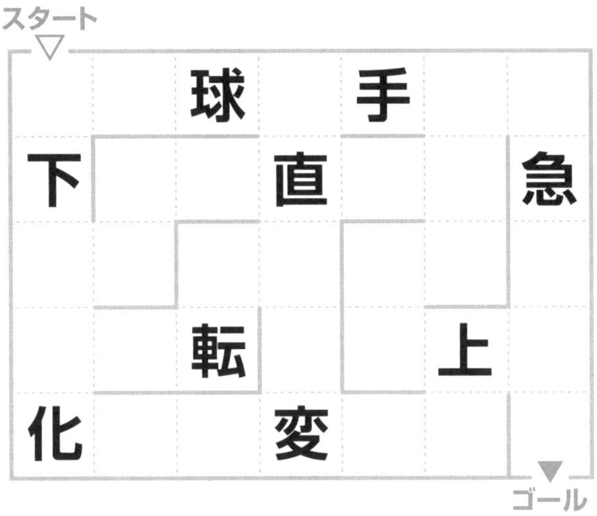

答え

⑥

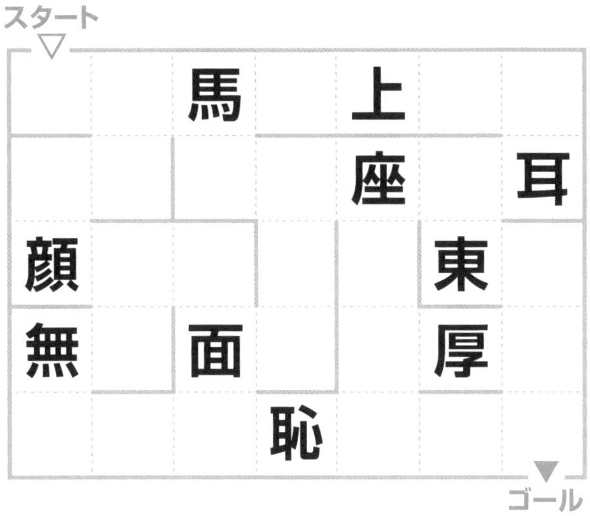

答え

⑦

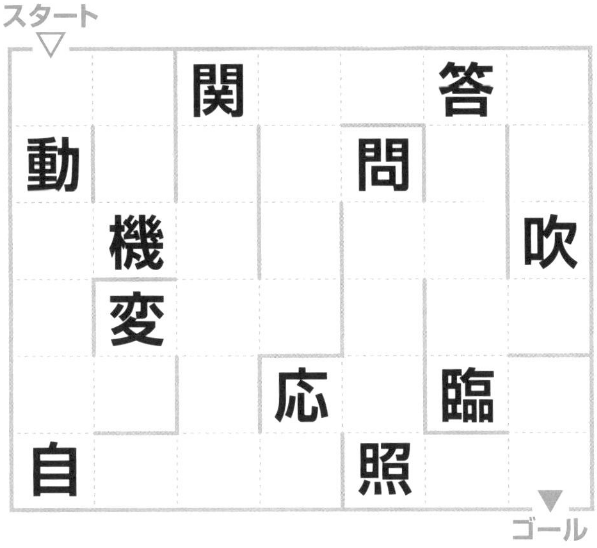

答え

⑧

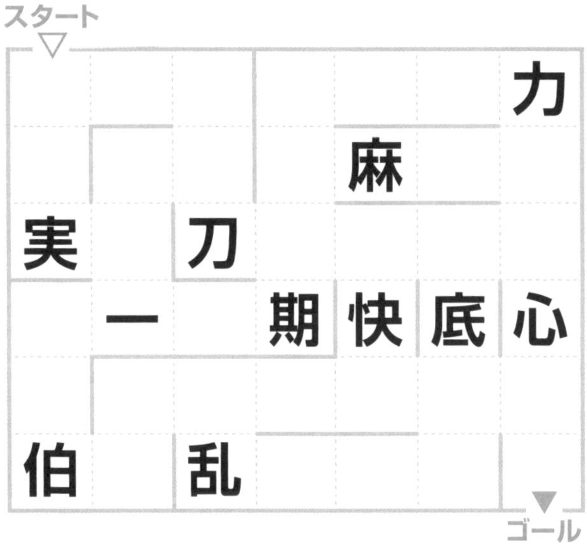

答え

※解答は84ページをご覧ください

6日目 はぐれ漢字探し

実践日

月　日

難易度4★★★★☆

囲みの中にある９つの漢字のうちの８つを用いて、読み方で問題に示されたひらがなを含む二字熟語を４つ作ります。余った１つの漢字が答えです。余った漢字が合えば、熟語が違っても正解とします。

① てん

回	得	示
点	天	転
気	机	展

答え

作れる熟語

② しん

信	臣	聞
家	新	前
進	用	経

答え

作れる熟語

③ ふく

心	伏	服
福	回	幸
装	腹	起

答え

作れる熟語

④ ゆう

遊	所	優
勝	具	親
便	友	有

答え

作れる熟語

⑤ おう

央	牛	断
横	様	応
援	雄	中

答え

作れる熟語

⑥ じゅん

準	純	備
番	矛	新
清	順	盾

答え

作れる熟語

⑦ けつ

場	圧	潔
血	決	団
結	清	意

答え

作れる熟語

⑧ ちょう

査	機	顔
彫	予	刻
兆	調	長

答え

作れる熟語

⑨ かい

絵	国	海
収	深	居
仲	会	画

答え

作れる熟語

解答 ①机（天気・展示・回転・得点）、②経（信用・新聞・前進・家臣）、③回（腹心・服装・幸福・起伏）、④便（優勝・遊具・親友・所有）、⑤様（雄牛・横断・中央・応援）、⑥新（順番・準備・矛盾・清純）、⑦場（血圧・決意・団結・清潔）、⑧顔（彫刻・調査・機長・予兆）、⑨収（絵画・仲居・国会・深海）

脳活ポイント

眺めるだけで注意力が高まる

マスの中の９つの漢字をよく見て、二字熟語のペアを作ります。漢字と漢字を結びつけるのには、注意力と集中力が必要です。試行錯誤している間に、２つの力がどんどん高まります。

目標時間

50代まで	60代	70代以上
25分	30分	40分

正答数	かかった時間
/18問	分

⑩ すい

答え

香	粋	出
眠	納	水
生	直	睡

作れる熟語

⑪ きょう

答え

感	国	協
強	力	勉
共	室	境

作れる熟語

⑫ しょく

答え

物	天	飾
職	羽	食
卓	植	装

作れる熟語

⑬ のう

答え

力	頭	応
善	反	脳
農	能	業

作れる熟語

⑭ し

答え

士	色	視
紙	会	武
鼻	野	司

作れる熟語

⑮ あん

答え

心	暗	案
時	行	安
脚	図	明

作れる熟語

⑯ いん

答え

射	刷	員
教	原	食
印	飲	因

作れる熟語

⑰ がい

答え

芋	外	利
害	街	見
頭	長	買

作れる熟語

⑱ まい

答え

犬	米	紅
埋	舞	狛
妓	白	蔵

作れる熟語

解答 ⑩直（出納・睡眠・香水・生粋）、⑪室（協力・共感・勉強・国境）、⑫羽（食卓・植物・装飾・天職）、⑬善（農業・能力・頭脳・反応）、⑭鼻（司会・視野・色紙・武士）、⑮時（安心・行脚・明暗・図案）、⑯射（印刷・飲食・教員・原因）、⑰買（外見・街頭・長芋・利害）、⑱紅（舞妓・埋蔵・狛犬・白米）

7日目 バラバラ言葉

実践日

月　日

難易度④★★★★☆

各問のカタカナは、ある言葉をバラバラにしたものです。ヒントを参考にして正しく並べ替え、もとの言葉を漢字で答えてください。□には漢字１文字が入り、ひらがながあれば表示されています。

① ウホベダタイ

□べ□□

ヒント　ホテル　バイキング

② ワクイフラ

□□い

ヒント　正月の遊び　おたふく

③ レダチョツウノ

□□の□

ヒント　人気店の前　ゾロゾロ

④ ウツシカクヨョブン

□□□□

ヒント　室内　グリーン

⑤ タンケワイイデ

□□□□

ヒント　通信機器　カメラ

⑥ カンサツイケ

□□□

ヒント　公務員　パトカー

⑦ シトトヨヒミデヨ

□□□□

ヒント　天下統一　大阪城

⑧ ウキュイイメリ

□□□り

ヒント　難事件　捜査打ち切り

⑨ ウコキュウウシエジョン

□□□□□

ヒント　高校野球　かちわり氷

⑩ オノハマカサダウ

□の□□

ヒント　アンデルセン童話　透明な服

解答 ①食べ放題、②福笑い、③長蛇の列、④観葉植物、⑤携帯電話、⑥警察官、⑦豊臣秀吉、⑧迷宮入り、⑨甲子園球場、⑩裸の王様

脳活ポイント

認知力が驚くほど強化される

問題を読んだときに、その語感にとらわれてしまうと答えが見つかりにくくなります。問題を構成しているカタカナ1つずつに注目すると、答えが浮かんできます。くり返せば認知力が驚くほど強化されます。

目標時間

50代まで	60代	70代以上
20分	25分	30分

正答数　／20問

かかった時間　分

⑪ ハノンクウフ

□□□

ヒント ワクチン　熱

⑫ シズミマ

□□し

ヒント 多め　盛る

⑬ リンエシウュツ

□□□

ヒント 3.14　直径

⑭ ジニタマイ

□□□

ヒント ウソつき　使い分け

⑮ ジウウフトバ

□□□□

ヒント 聞いてない　無視

⑯ ンコウドコシウ

□□□□

ヒント 区別しない　自分の物

⑰ ジカイタンガノ

□□の□□

ヒント 他人事　川の向こう側

⑱ ヒヨチグノデ

□□□□

ヒント 細菌学　千円札の顔

⑲ バオサハマノジクウ

□□の□□□

ヒント 玉の輿　理想の結婚相手

⑳ インウドハキバジ

□□□□□

ヒント 飲料水　街角

解答 ⑪副反応、⑫水増し、⑬円周率、⑭二枚舌、⑮馬耳東風、⑯公私混同、⑰対岸の火事、⑱野口英世、⑲白馬の王子様、⑳自動販売機

8日目

反対語強化ドリル

実践日　　月　　日

難易度❹★★★★☆

❶～㉜に示された漢字や言葉の反対語を答えてください。１つのマスに漢字やひらがなが１文字ずつ入りますが、答えるのは漢字のみ。リストから選びましょう。リストの漢字はすべて使います。

❶～⑯のリスト

無	几	年	親	線	真	理	黒	穏	先
受	杖	和	転	明	事	毒	引	平	幹
職	奪	面	新	管	中	吉	名	帳	来

❶ 白 → □

❷ 子 → □

❸ 暗 → □

❹ 薬 → □

❺ 凶 → □

❻ 洋 → □

❼ 氏 → □

❽ 与 → □

❾ 行く年 → □る□

❿ 周り → □ん□

⑪ 在来線 → □□□

⑫ 断る → □き□ける

⑬ 平社員 → □□□

⑭ ずぼら → □□□

⑮ 多事多難 → □□□□

⑯ 出たとこ勝負 → □ばぬ□の□

解答 ❶黒、❷親、❸明、❹毒、❺吉、❻和、❼名、❽奪、❾来る年、❿真ん中、⑪新幹線、⑫引き受ける、⑬管理職、⑭几帳面、⑮平穏無事、⑯転ばぬ先の杖

脳活ポイント

記憶がつながり想起力がアップする

反対語を思い出すために、脳は単に言葉だけでなくモノや状況も関連してイメージしています。さらに、答えを漢字で書く作業があるので、記憶がしっかり再構築されて想起力が大幅にアップするでしょう。

目標時間

50代まで	60代	70代以上
20分	25分	30分

正答数　／32問

かかった時間　分

⑰〜㉜のリスト

盛	売	付	意	士	今	情	思	行	千
張	楽	言	片	服	場	気	枯	公	紳
合	腹	食	実	地	秋	不	着	晴	

⑰ 雨 → □

⑱ 買 → □

⑲ 発 → □

⑳ 私 → □

㉑ 理 → □

㉒ 栄 → □

㉓ 背 → □

㉔ 古 → □

㉕ 色気 → □い□

㉖ 婦人服 → □□□

㉗ 初日 → □□□

㉘ 素直 → □□っ□り

㉙ 別れる → □き□う

㉚ 相思相愛 → □□い

㉛ 口先だけ → □□□□

㉜ 場末 → □り□

解答 ⑰晴、⑱売、⑲着、⑳公、㉑情、㉒枯、㉓腹、㉔今、㉕食い気、㉖紳士服、㉗千秋楽、㉘意地っ張り、㉙付き合う、㉚片思い、㉛不言実行、㉜盛り場

9 日目 音訓変換漢字

実践日

月　日

難易度③★★★☆☆

Ａ と Ｃ の①～⑧は訓読みの熟語が音読みで、Ｂ と Ｄ の①～⑧は音読みの熟語が訓読みで書かれています。それぞれの読み方を正しく変換して、もとの熟語を答えてください。使う漢字はリストから選びましょう。

ＡＢのリスト

孫　乳　方　木　首　幸　子　身　鼻　道　溝
初　車　口　薬　毛　側　様　先　血　角　赤
指　糸　花　位　樹　頭　神　前　豆　父

Ａ 訓読みの熟語を書く

① こうしゃ □□
ヒント 乗らないで

② びけつ □□
ヒント のぼせると出る

③ しょそん □□
ヒント 目に入れても痛くない

④ せきしん □□
ヒント ヘルシーです

⑤ やくし □□
ヒント 婚約、結婚

⑥ もうし □□
ヒント 手編みのセーター

⑦ かどう □□
ヒント 舞台

⑧ こうせん □□
ヒント ○○がいい

Ｂ 音読みの熟語を書く

① そばみぞ □□
ヒント ゴミがたまる

② さまこ □□
ヒント 状態のこと

③ くびくらい □□
ヒント トップ

④ きき □□
ヒント 森林浴

⑤ かみちち □□
ヒント ファーザー

⑥ まえかた □□
ヒント 注意して

⑦ あたまかど □□
ヒント 優れた才能

⑧ まめちち □□
ヒント イソフラボンが豊富

解答 Ａ①口車、②鼻血、③初孫、④赤身、⑤薬指、⑥毛糸、⑦花道、⑧幸先
Ｂ①側溝、②様子、③首位、④樹木、⑤神父、⑥前方、⑦頭角、⑧豆乳

脳活ポイント

推理力と認知力を磨く！

音読みは訓読みに、訓読みは音読みに変換してから正しい熟語を導き出すため、推理力が大いに向上します。また、認知力や想起力、語彙力も強まると考えられます。

目標時間

50代まで	60代	70代以上
20分	30分	40分

正答数 ／32問

かかった時間 分

CDのリスト

目 尾 頭 手 鼻 口 顔 首 心 命 声
花 色 暦 関 民 岸 船 面 粉 道 薬
坂 数 紅 西 話 革 葉 軽 彼 真

C 訓読みの熟語を書く

① ふんやく
ヒント オブラートに包んで

② ばんどう
ヒント 上り下り

③ しゅけい
ヒント 気持ちがらく

④ こうすう
ヒント おしゃべり

⑤ びせい
ヒント かぜ気味かな？

⑥ がんしょく
ヒント 表情や様子

⑦ しんしん
ヒント 誠意

⑧ かれき
ヒント 散歩でわかる

D 音読みの熟語を書く

① かれきし
ヒント お墓参り

② べには
ヒント 秋の深まり

③ せきにし
ヒント 粉ものが好き

④ たみはなし
ヒント 「むかしむかし…」

⑤ つらめ
ヒント まわりからの評価

⑥ くびお
ヒント はじめから終わりまで

⑦ かわいのち
ヒント 産業○○、フランス○○

⑧ ふねあたま
ヒント キャプテン

解答
C ①粉薬、②坂道、③手軽、④口数、⑤鼻声、⑥顔色、⑦真心、⑧花暦
D ①彼岸、②紅葉、③関西、④民話、⑤面目、⑥首尾、⑦革命、⑧船頭

10日目

鏡文字熟語クイズ

実践日

月　日

難易度③★★★☆☆

各問、鏡に映すと正しい文字になる「鏡文字」が表示されています。鏡文字を頭の中で正しい文字に変換したうえで、すべての文字を１度使って３文字・４文字・５文字の熟語を作ってください。

❶

四	富	道	中
日	時	六	山
士	本	館	武

①

②

③

❷

命	用	証	運
棒	心	転	美
免	許	薄	人

①

②

③

❸

留	天	宙	守
観	飛	居	体
士	測	宇	行

①

②

③

❹

家	言	場	早
事	口	泥	火
棒	事	好	葉

①

②

③

解答 ❶①富士山②四六時中③日本武道館、❷①用心棒②美人薄命③運転免許証、❸①居留守②天体観測③宇宙飛行士、❹①好事家②早口言葉③火事場泥棒

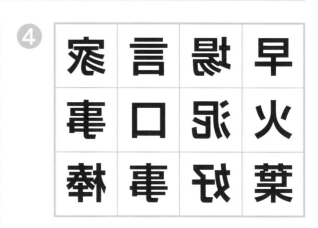

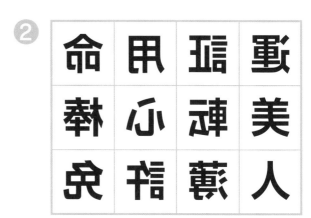

脳活ポイント

右脳が刺激され直感力アップ!

左右に裏返された鏡文字を読み取ることで、イメージ力をつかさどる右脳が刺激され、直感力が大いに磨かれます。また、想起力と語彙力、想像力も同時に鍛えることができます。

目標時間

50代まで	60代	70代以上
15分	20分	25分

正答数 /28問　かかった時間 分

5

酸	形	色	運
面	動	三	満
角	素	喜	有

①
②
③

6

特	分	疑	数
心	鬼	不	暗
肌	多	親	定

①
②
③

7

品	己	生	需	写
話	青	留	色	電
示	必	暗	番	活
眼	安	真	鏡	自

①
② 青
③
④ 品
⑤

8

康	地	災	本	梅
知	前	皮	健	用
線	断	雨	火	診
算	報	日	器	図

①
② 線
③
④ 日
⑤

解答 ⑤①三角形②喜色満面③有酸素運動、⑥①親分肌②疑心暗鬼③不特定多数、⑦①色眼鏡②青写真③自己暗示④生活必需品⑤留守番電話、⑧①皮算用②梅雨前線③健康診断④日本地図⑤火災報知器

11 日目

数字つなぎ三字熟語

実践日

月　日

難易度③★★★☆☆

１の★印から２の●印、３の●印というように各数字の印を順序よく線でつなぐと現れる３文字の漢字を使ってできる熟語を答えてください。最後の数字の印は☆です。最後まで線を引かなくても答えは導けます。

①

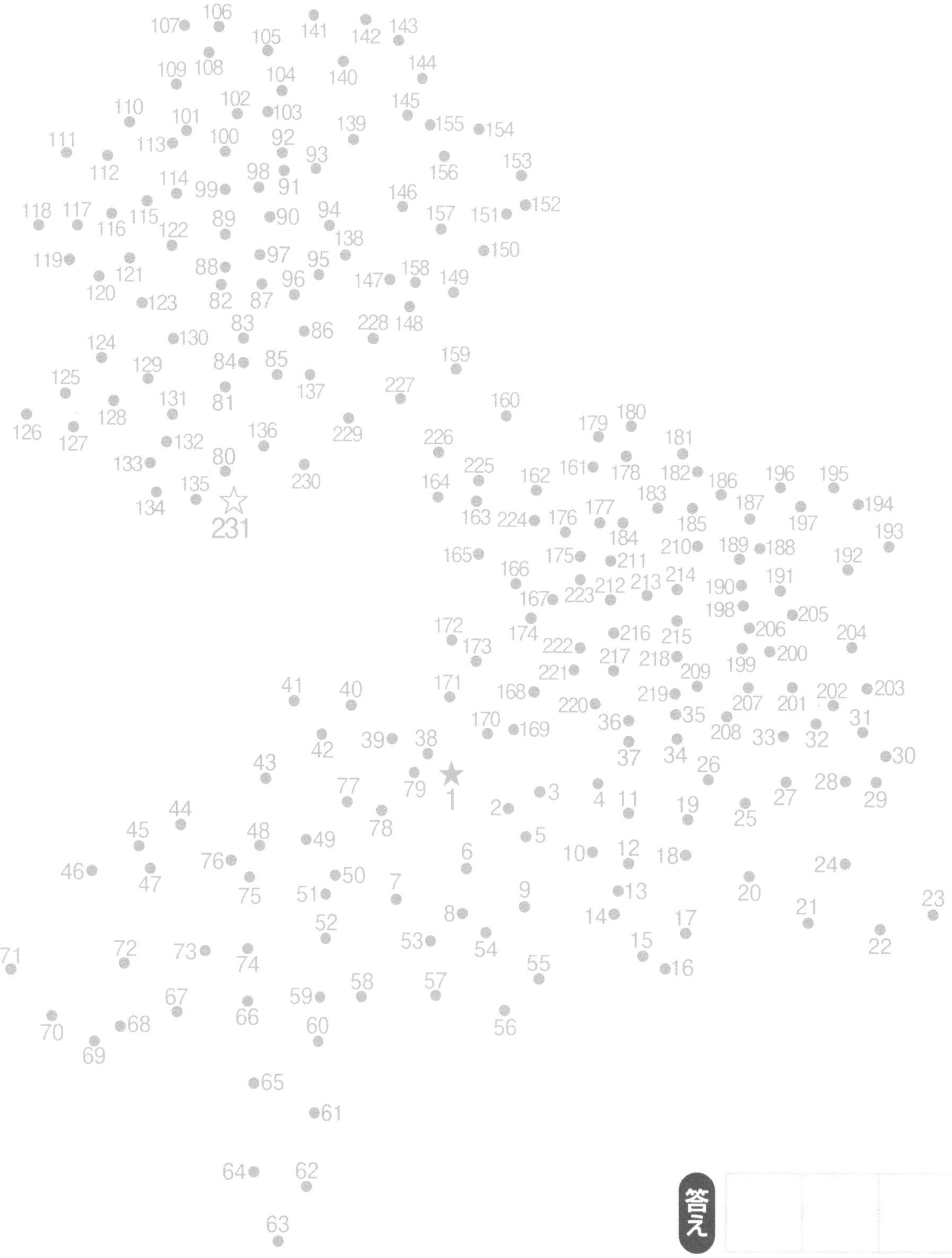

答え

脳活ポイント

見る力を磨き脳が活性

浮かび上がった図形から漢字を読み取り、三字熟語が何かを答えることで、脳の「見る力」の訓練にもなります。また、点を1から順につなげるため、注意力や集中力も鍛えられます。

目標時間

50代まで	60代	70代以上
15分	30分	40分

正答数　　／2問

かかった時間　　分

②

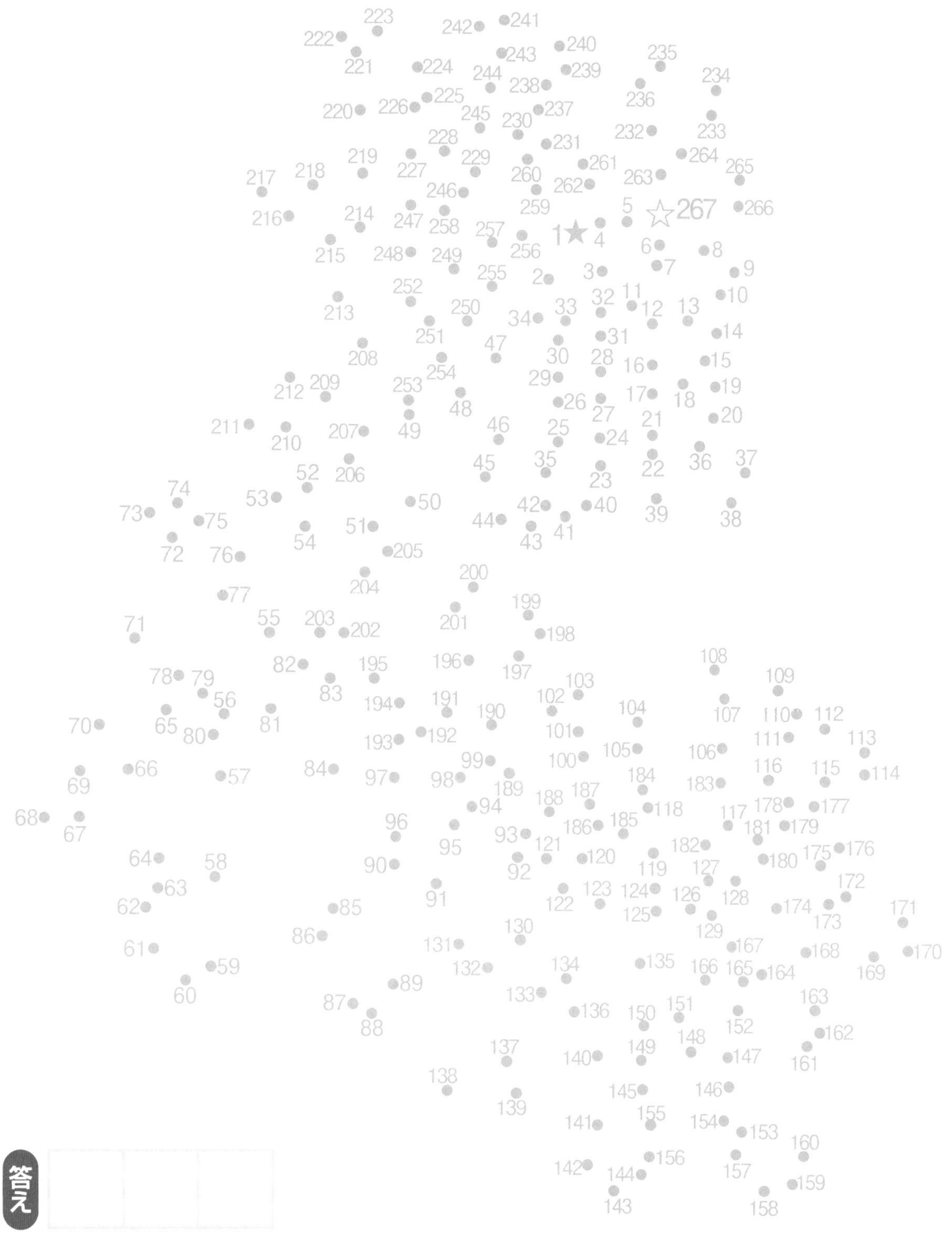

答え

※解答は85ページをご覧ください

12日目 ダジャレ漢字ドリル

実践日

月　日

難易度③★★★☆☆

各問の文がダジャレになるように、下のリストから漢字を選んで空欄に書き入れてください。ヒントは問題の文中にあります。声に出して読んで考えると、解答を導きやすくなるでしょう。

①～⑫のリスト

開	典	最	医	人	職	煮	採	動	分	大
獣	復	集	揺	雑	和	香	良	公	擦	糖

① 名古屋の人はみんな□やかだ

② スリムな足を□りむいた

③ あのトナカイは□□かい？

④ 虫歯なので□□はとうぶんとらない

⑤ 最終電車で昆虫□□から帰った

⑥ □□の渡し方はこうでんがな

⑦ 懐かしい童謡を聞いて□□する

⑧ この文書を□□すると後悔するぞ

⑨ 子育てを終え、服飾会社に□□した

⑩ 彼の裁量に任せるのが□□の手段だ

⑪ お正月は象に□□を食べさせよう

⑫「□□は何位でゴールした？」「十位だ」

解答 ①和、②擦、③大人、④糖分、⑤採集、⑥香典、⑦動揺、⑧公開、⑨復職、⑩最良、⑪雑煮、⑫獣医

脳活ポイント

見る力を磨き脳が活性

ダジャレを理解するためには、柔軟な思考力が必要です。空欄を埋めてダジャレを作るさいに、思考力に加え、見る力、言語力が大きく鍛えられると考えられます。

目標時間

50代まで	60代	70代以上
30分	40分	50分

正答数　　／24問

かかった時間　　分

⑬〜㉔のリスト

燃　労　筋　回　権　父　罰　確　気　以　譲　絵
正　意　生　金　降　画　地　過　棄　義　背

⑬ この柚子、僕にも□って

⑭ 腐ったもやしを□やしちゃった

⑮ 岐阜にいるのは私の□□です

⑯ □□を習った甲斐があった

⑰ そちらの意向は明日□□に聞きます

⑱ 毎日忙しい。□□ではなかろうか

⑲ バッキンガム宮殿で□□をとられた

⑳ 危険を感じるレースのため□□した

㉑ 快晴の空のもと、起死□□の逆転劇

㉒ 何事も□□にやる性格なんです

㉓ □□を鍛えるにはハイキングがいい

㉔ 育児したことがないなんて□□□なしね

解答　⑬譲、⑭燃、⑮義父、⑯絵画、⑰以降、⑱過労、⑲罰金、⑳棄権、㉑回生、㉒正確、㉓背筋、㉔意気地

13日目

並べ替え熟語探し

実践日

月　日

難易度③★★★☆☆

各問、A、Cにはバラバラになった二字熟語の読み仮名が、B、Dには三字熟語の読み仮名が提示されているので、リストから漢字を選んで熟語を解答欄に書いてください。小文字と大文字の区別はありません。

A

① イハ レイ ▶ □□

② ンイ カガ ▶ □□

③ セイ カン ▶ □□

④ クコ サウ ▶ □□

⑤ ウレ イト ▶ □□

⑥ エヨ ウイ ▶ □□

⑦ ダツ ネン ▶ □□

B

① バクラ ヤム ▶ □□□

② ンコゲ ウイヒ ▶ □□□

③ テキウ シホイ ▶ □□□

④ カエン イジ ▶ □□□

⑤ センシ ンカン ▶ □□□

⑥ シネウ ツヨガ ▶ □□□

⑦ ジゴヤ ウユ ▶ □□□

Aのリスト

鮮	凍	断	外	海
交	栄	熱	礼	観
養	拝	冷	錯	

Bのリスト

官	工	新	十	場	月	役
品	芸	方	式	夜	幹	衛
村	正	五	自	程	寝	線

解答 A ①礼拝、②外観、③海鮮、④交錯、⑤冷凍、⑥栄養、⑦断熱
B ①村役場、②工芸品、③方程式、④自衛官、⑤新幹線、⑥寝正月、⑦十五夜

脳活ポイント

認知力が向上し理解力も鋭くなる

バラバラのカタカナを熟語にする作業をくり返していると、認知力が向上して、理解力も鋭くなります。目にしたモノが何であるかをすぐに認識できて、考えがスッキリまとまるようにもなるでしょう。

目標時間

50代まで	60代	70代以上
40分	50分	60分

正答数 ／28問　かかった時間 分

C

① ンソ ウカ ▶ □□

② ヨチ テウ ▶ □□

③ キシ ンメ ▶ □□

④ ツン コケ ▶ □□

⑤ ンイ ツサ ▶ □□

⑥ クカ トン ▶ □□

⑦ ウク ココ ▶ □□

Cのリスト：手 広 刷 面 告 印 帳 監 結 乾 督 識 燥 婚

D

① プキセ ンウ ▶ □□□

② クカウ ヨキヨ ▶ □□□

③ ヤニリ ンシ ▶ □□□

④ ンクス イゾカ ▶ □□□

⑤ ハキイ スン ▶ □□□

⑥ セイン ヘチ ▶ □□□

⑦ ウキク ガコレ ▶ □□□

Dのリスト：二 水 地 高 平 学 車 風 曲 器 機 線 族 炊 歌 扇 飯 館 歴 輪 謡

解答
C ①乾燥、②手帳、③面識、④結婚、⑤印刷、⑥監督、⑦広告
D ①扇風機、②歌謡曲、③二輪車、④水族館、⑤炊飯器、⑥地平線、⑦高学歴

14日目 二字熟語クロス

実践日

月　日

難易度④★★★★☆

下のリストから、上下左右にある漢字と組み合わせて二字熟語を４つ作れる漢字を選び、中央のマスに記入します。ページごとに16問すべて解いたら、リストに残った４字の漢字から四字熟語を作ってください。

①

	果	
充		習
	力	

②

	午	
背		味
	悔	

③

	目	
調		刷
	象	

④

	敬	
雨		材
	合	

⑤

	独	
建		場
	案	

⑥

	理	
自		来
	緒	

⑦

	仮	
地		影
	会	

⑧

	無	
仕		件
	情	

⑨

	察	
通		事
	恵	

⑩

	地	
意		解
	書	

⑪

	成	
旅		情
	手	

⑫

	尚	
足		速
	口	

⑬

	逆	
環		内
	目	

⑭

	不	
妖		進
	米	

⑮

	中	
親		理
	得	

⑯

	風	
友		報
	熱	

①～⑯のリスト

後　事　由　精　面　諸　早
心　印　境　実　立　人　行
図　無　知　常　情　具

⑰ 四字熟語の答え

答え

解答
❶実、❷後、❸印、❹具、❺立、❻由、❼面、❽事、❾知、❿図、⓫人、
⓬早、⓭境、⓮精、⓯心、⓰情、⓱<四字熟語の答え>諸行無常

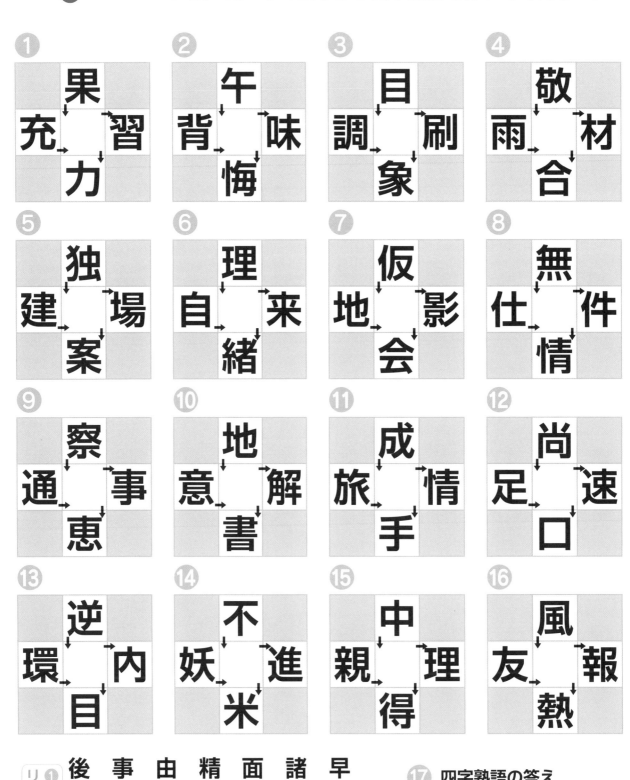

脳活ポイント

思考力と想起力を磨く！

４つの二字熟語に共通する漢字を探すのに必要な思考力や想像力・洞察力や、漢字を思い出す想起力が養われると考えられます。また、漢字力や語彙力を向上させる効果も期待できるでしょう。

目標時間

50代まで	60代	70代以上
25分	35分	45分

正答数 ／34問

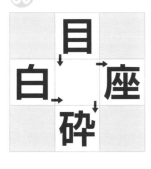

かかった時間 分

No.	上	左	右	下
18	昆	分	地	陣
19	額	因	故	日
20	厚	童	色	面
21	性	規	式	子
22	関	季	約	穴
23	粉	始	席	代
24	観	眼	線	栄
25	包	横	重	度
26	平	柔	尚	服
27	口	深	葉	茶
28	本	作	賃	事
29	姑	吐	吹	子
30	目	白	座	砕
31	路	双	車	幅
32	常	関	絡	続
33	元	色	性	顔

18～33のリスト

玉　節　耕　丁　連　息　素
末　顔　布　雨　肩　紅　格
光　和　読　縁　家　晴

34 四字熟語の答え

答え

解答

18布、19緑、20顔、21格、22節、23末、24光、25丁、26和、27紅、28家、29息、30玉、31肩、32連、33素、34＜四字熟語の答え＞晴耕雨読

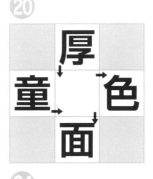

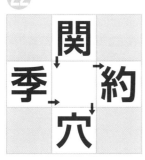

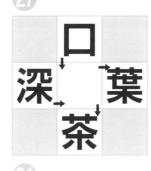

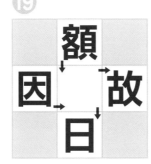

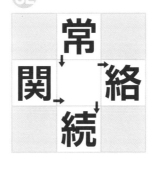

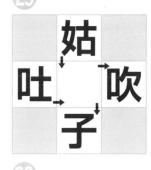

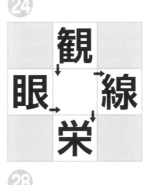

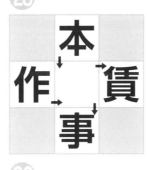

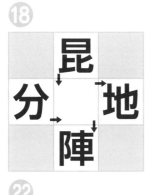

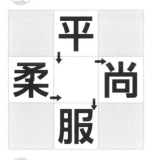

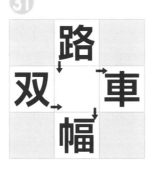

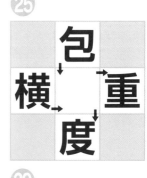

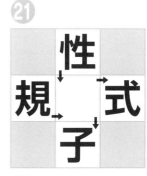

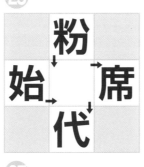

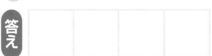

15日目 読み方ビンゴ

実践日

月　日

難易度3 ★★★☆☆

問題の①の読み方をする熟語を、マス内の熟語から見つけて×をつけたら、②以降も同様に行います。そうしてA～Lの各列で、すべてに×がついた最初の列と次の列を答えてください。★はサービスマスです。

1

	B	C	D	E	F
H	利子	野原	陰湿	屈折	稲妻
I	夕立	解決	沖縄	寮長	頭痛
J	履歴	磁気	★	心臓	勇気
K	確認	印鑑	有事	表示	了解
L	郵便	著者	貯蓄	発射	関係

(A・Gは斜めの列)

①「か」から始まる熟語
▼
②「ゆ」から始まる熟語
▼
③「り」から始まる熟語
▼
④「い」から始まる熟語

1番めにビンゴ　答え
2番めにビンゴ　答え

2

	B	C	D	E	F
H	水晶	内密	秒針	苦節	外科
I	熱帯	屈強	名前	有毒	真剣
J	敗者	神楽	★	経費	特色
K	点灯	診療	校閲	茄子	努力
L	果物	寿司	不利	芝生	数量

(A・Gは斜めの列)

①「す」から始まる熟語
▼
②「く」から始まる熟語
▼
③「し」から始まる熟語
▼
④「な」から始まる熟語
▼
⑤「か」から始まる熟語

1番めにビンゴ　答え
2番めにビンゴ　答え

脳活ポイント

うっかりミスが減る注意力を鍛錬

ビンゴカードに見立てたマスの二字熟語を、正確に読み取って消していく作業です。時間内に集中してミスしないように消していくと注意力が鍛錬されて、読み間違いやうっかりミスの減少が期待できます。

目標時間

50代まで	60代	70代以上
25分	30分	35分

正答数	かかった時間
／8問	分

③

A	B	C	D	E	F	G
H	適正	見栄	旅路	負債	土産	
I	株価	雪崩	希少	名残	地下	
J	新居	血眼	★	令和	納品	
K	札束	連絡	視界	稚魚	肝臓	
L	魅了	軟骨	統計	歴戦	連結	

①「な」から始まる熟語
▼
②「れ」から始まる熟語
▼
③「み」から始まる熟語
▼
④「ち」から始まる熟語

1番めにビンゴ	2番めにビンゴ
答え □	答え □

④

A	B	C	D	E	F	G
H	明細	話術	素人	混雑	切迫	
I	容赦	仮装	誠意	渡米	視察	
J	妻子	粘土	★	絶賛	図書	
K	聖人	坂道	冬至	大使	雑音	
L	序列	冷静	寄席	神話	用心	

①「し」から始まる熟語
▼
②「せ」から始まる熟語
▼
③「よ」から始まる熟語
▼
④「と」から始まる熟語
▼
⑤「か」から始まる熟語

1番めにビンゴ	2番めにビンゴ
答え □	答え □

※解答は85ページをご覧ください

16日目 レコード漢字並べ

実践日

月　日

難易度❸★★★☆☆

各問、四字熟語を構成する４つの漢字の中心部を円形に切り抜き、内側と外側をそれぞれ回転させた形で提示しています。４つの漢字が何かを見極め、それらの漢字でできる四字熟語を答えてください。

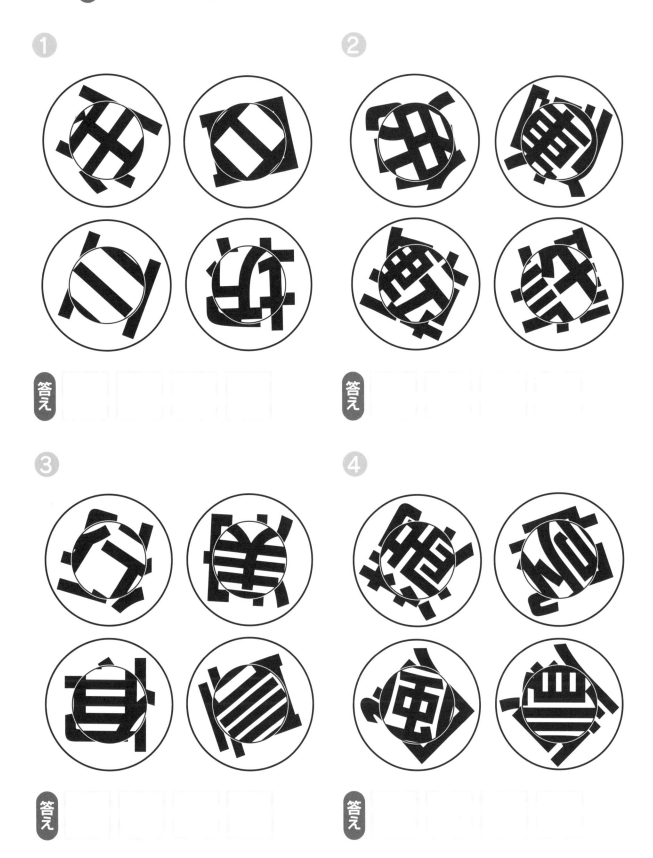

❶

答え

❷

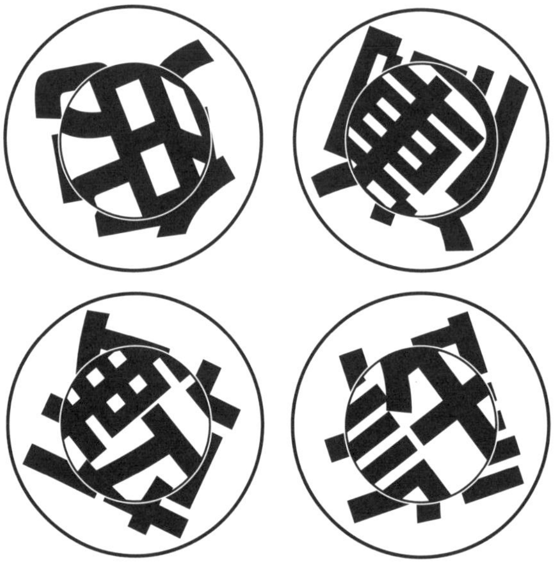

答え

❸

答え

❹

答え

解答 ❶三日坊主、❷運転免許、❸有言実行、❹順風満帆

脳活ポイント

イメージ力を強く鍛える

レコードのような盤面に漢字が内側と外側にズレて書かれているので、それを頭の中で元に戻さなくてはいけません。そのさいに、直感力や発想力・イメージ力が特に磨かれます。

目標時間

50代まで	60代	70代以上
10分	15分	20分

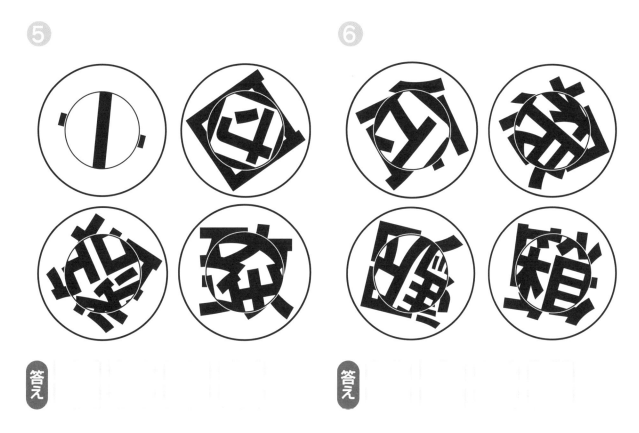

正答数　／8問

かかった時間　分

⑤

答え

⑥

答え

⑦

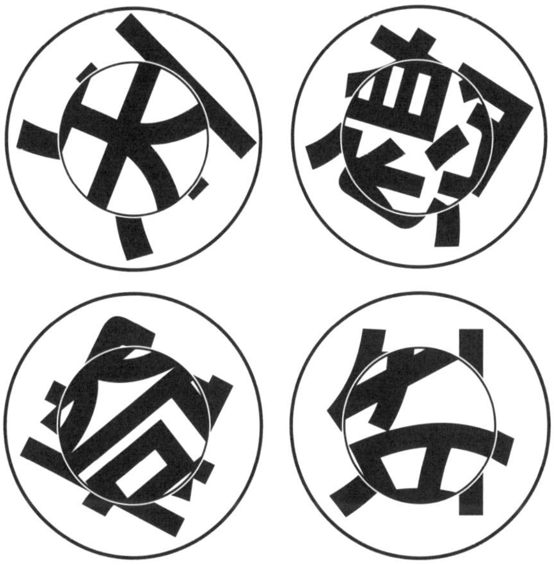

答え

⑧

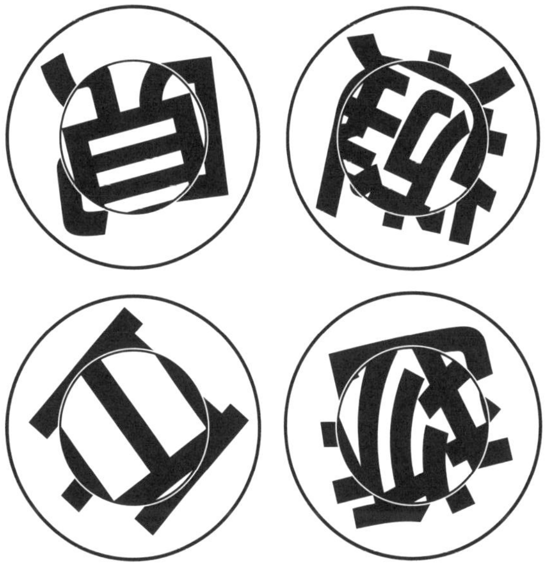

答え

解答 ⑤一致団結、⑥箱根駅伝、⑦奇想天外、⑧物見遊山

17日目 意味から熟語探し

実践日

月　日

難易度③★★★☆☆

Ａ～Ｄは、①～⑦の問題で構成されています。①～⑦の説明を読み、それがどんな三字熟語、もしくは四字熟語を示すか、推測してください。リスト部分にある７つの漢字は①～⑦に１つずつ用います。

A

Aのリスト　生　婆　若　小　日　千　光

① 行きすぎた親切心	□□心
② 遠くのできごとを感知する能力	□里□
③ 物ごとが行き詰まる	袋□□
④ 危機を一気に立て直すこと	起□□□
⑤ 動きが非常に素早いたとえ	□□□火
⑥ 落ちついて動じないさま	泰□□□
⑦ とても待ち遠しいようす	□□千□

B

Bのリスト　月　朝　水　真　無　蓮　下

① うれしくて胸がいっぱいになること	□□量
② 織田信長が発展させた都市形態	□□町
③ そのものが本来もっている姿	□□頂
④ 方針が絶えず変わり定まらない	□□□改
⑤ 仲間と行動や運命を共にする	□□托□
⑥ 絶えまなく急速に進歩する	日□□□
⑦ 澄みきって落ち着いた心のたとえ	明□□□

解答
A ①老婆心、②千里眼、③袋小路、④起死回生、⑤電光石火、⑥泰然自若、⑦一日千秋
B ①感無量、②城下町、③真骨頂、④朝令暮改、⑤一蓮托生、⑥日進月歩、⑦明鏡止水

脳活ポイント

推理力と記憶力を同時に磨く

短い文章から内容を素早くくみ取り、三字熟語と四字熟語を思い出す作業です。推理力と記憶力が同時によく磨かれます。思い出すさいには、頭の中でその場面をイメージしてみましょう。

目標時間

50代まで	60代	70代以上
15分	20分	30分

正答数 ／28問　かかった時間 分

C

Cのリスト　笑　念　曲　道　和　屋　三

1	ここぞという大事な場面			場	
2	茶の湯のために建てた茶室		寄		
3	物ごとのよさを広める人			師	
4	気候がだんだん暖かくなる				温
5	非常にばかばかしいさま		止		
6	事情が込み合って複雑なこと	紆			
7	他人の言動にすぐ同調する				同

D

Dのリスト　同　門　常　大　空　正　千

1	現実にはあり得ないこと			事	
2	相撲や演劇などの興行の最終日		秋		
3	最後の総仕上げ			成	
4	常に変化し永遠でないこと		行		
5	大切な芸術品などを世に出さない				出
6	敵味方が同じ場所で助け合う	呉			
7	行いが正しく立派なようす		行		

解答
C ①正念場、②数寄屋、③伝道師、④三寒四温、⑤笑止千万、⑥紆余曲折、⑦付和雷同
D ①絵空事、②千秋楽、③集大成、④諸行無常、⑤門外不出、⑥呉越同舟、⑦品行方正

18日目 正しい送り仮名二択

実践日

月　日

難易度③★★★☆☆

各問、下線が引いてある部分のひらがなを漢字に直したとき、①か②のどちらかになります。送り仮名が正しくなっているほうを選び、解答欄に①か②で記入してください。

❶ 日が<u>くれる</u>
① 暮る
② 暮れる
答え

❷ 敗北を<u>みとめる</u>
① 認とめる
② 認める
答え

❸ 財布を<u>さがす</u>
① 探す
② 探がす
答え

❹ 赤く<u>そめる</u>
① 染る
② 染める
答え

❺ 記録が5分も<u>ちぢむ</u>
① 縮ぢむ
② 縮む
答え

❻ 眼鏡がなくて<u>こまる</u>
① 困まる
② 困る
答え

❼ 流れが<u>はげしい</u>
① 激い
② 激しい
答え

❽ 花瓶が<u>われる</u>
① 割る
② 割れる
答え

❾ よくかんで<u>あじわう</u>
① 味う
② 味わう
答え

❿ 想像以上に<u>かなしい</u>
① 悲しい
② 悲い
答え

⓫ ボールを<u>なげる</u>
① 投げる
② 投る
答え

⓬ 火に油を<u>そそぐ</u>
① 注そぐ
② 注ぐ
答え

⓭ 車に<u>のせる</u>
① 乗る
② 乗せる
答え

⓮ 試験が<u>おわる</u>
① 終わる
② 終る
答え

解答 ❶②、❷②、❸①、❹②、❺②、❻②、❼②、❽②、❾②、❿①、⓫①、⓬②、⓭②、⓮①

脳活ポイント

日ごろから注意力が喚起される

日常生活でよく見かけたり、使ったりしている漢字の送り仮名を、正確に覚えているかが試されます。何回も問題を解いているうちに、注意力が喚起され、大切なことの見落としがなくなるでしょう。

目標時間

50代まで	60代	70代以上
15分	20分	25分

正答数 ／28問　かかった時間 分

⑮ 水分をおぎなう
①補う
②補なう
答え

⑯ この問題はむずかしい
①難しい
②難かしい
答え

⑰ 部屋をあたためる
①暖る
②暖める
答え

⑱ その意見にしたがう
①従う
②従がう
答え

⑲ ゴミをすてる
①捨る
②捨てる
答え

⑳ ネギを細かくきざむ
①刻む
②刻ざむ
答え

㉑ 高齢者をうやまう
①敬う
②敬まう
答え

㉒ 寿命がのびる
①延る
②延びる
答え

㉓ 鳥を空にはなす
①放す
②放なす
答え

㉔ 長さがひとしい
①等い
②等しい
答え

㉕ 10円玉がころがる
①転る
②転がる
答え

㉖ 頭の回転がはやい
①速やい
②速い
答え

㉗ 鉢にうえる
①植る
②植える
答え

㉘ お金をひろう
①拾う
②拾ろう
答え

解答 ⑮①、⑯①、⑰②、⑱①、⑲②、⑳①、㉑①、㉒②、㉓①、㉔②、㉕②、㉖②、㉗②、㉘①

19日目 漢字熟語しりとり

実践日

月　日

難易度4★★★★☆

7つの漢字を使い、二字熟語をしりとりで作ります。できた二字熟語の右側の漢字が、次の二字熟語の左側の漢字になります。答えの最初と最後の漢字は1度しか使いません。うまくつながるように埋めてください。

① 乗 窓 馬 際 穏 車 便

穏		▶		▶		▶

② 角 建 歯 頭 前 膜 石

建		▶		▶		▶

③ 底 灯 奥 辺 山 境 火

灯		▶		▶		▶

④ 学 難 無 別 進 識 行

無		▶		▶		▶

⑤ 秘 言 南 動 極 脈 伝

		▶		▶	秘	▶

⑥ 児 電 告 充 発 報 育

		▶		▶	報	▶

⑦ 呼 読 床 点 気 黙 温

		▶		▶	点	▶

⑧ 滅 酒 多 不 卵 場 産

		▶		▶	多	▶

解答

① 穏便→便乗→乗馬→馬車→車窓→窓際、③ 灯火→火山→山奥→奥底→底辺→辺境、⑤ 南極→極秘→秘伝→伝言→言動→動脈、⑦ 黙読→読点→点呼→呼気→気温→温床、② 建前→前歯→歯石→石頭→頭角→角膜、④ 無難→難行→行進→進学→学識→識別、⑥ 充電→電報→報告→告発→発育→育児、⑧ 不滅→滅多→多産→産卵→卵酒→酒場

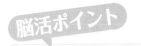

脳活ポイント

言語中枢を一段と磨く!

熟語をしりとりのようにつなげて並べることで、言語中枢である側頭葉を活性化させる効果が期待できます。また、想起力と洞察力、情報処理力も大いに鍛えられます。

目標時間

50代まで	60代	70代以上
30分	45分	60分

正答数 ／16問

かかった時間 分

⑨ 済 出 海 経 女 航 神

出□ ▶ □□ ▶ □□ ▶
□□ ▶ □□ ▶ □□

⑩ 鳥 視 陸 野 着 凝 肌

凝□ ▶ □□ ▶ □□ ▶
□□ ▶ □□ ▶ □□

⑪ 金 注 座 現 表 魚 意

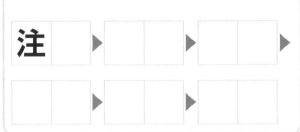

注□ ▶ □□ ▶ □□ ▶
□□ ▶ □□ ▶ □□

⑫ 書 手 念 十 籍 記 願

十□ ▶ □□ ▶ □□ ▶
□□ ▶ □□ ▶ □□

⑬ 屋 輪 起 車 床 提 台

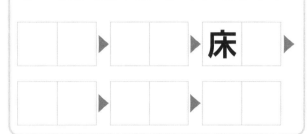

□□ ▶ □□ ▶ 床□ ▶
□□ ▶ □□ ▶ □□

⑭ 水 絵 実 路 影 行 面

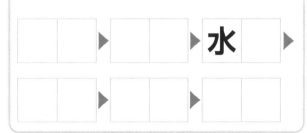

□□ ▶ □□ ▶ 水□ ▶
□□ ▶ □□ ▶ □□

⑮ 端 味 広 道 午 報 後

□□ ▶ □□ ▶ 道□ ▶
□□ ▶ □□ ▶ □□

⑯ 羽 夜 白 根 昼 拠 空

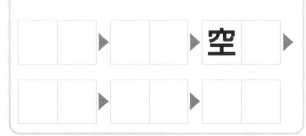

□□ ▶ □□ ▶ 空□ ▶
□□ ▶ □□ ▶ □□

解答
⑨出航→航海→海女→女神→神経→経済、⑩凝視→視野→野鳥→鳥肌→肌着→着陸、
⑪注意→意表→表現→現金→金魚→魚座、⑫十手→手記→記念→念願→願書→書籍、
⑬提起→起床→床屋→屋台→台車→車輪、⑭実行→行水→水路→路面→面影→影絵、
⑮広報→報道→道端→端午→午後→後味、⑯昼夜→夜空→空白→白羽→羽根→根拠

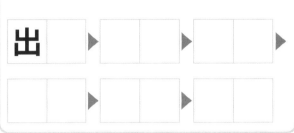

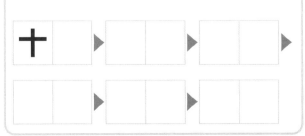

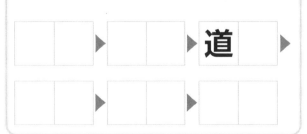

20日目

漢字拾い迷路

実践日　　月　　日

難易度③★★★☆☆

同じマスを通らずにゴールまで進みます。そのさい、漢字を４つ拾い、拾った漢字でできる四字熟語を解答欄に書いてください。漢字を４つ以上拾った、四字熟語ができないといった場合は不正解です。

①

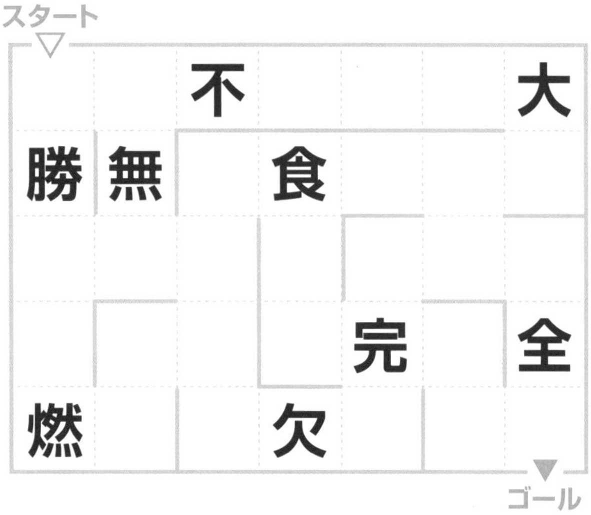

答え

②

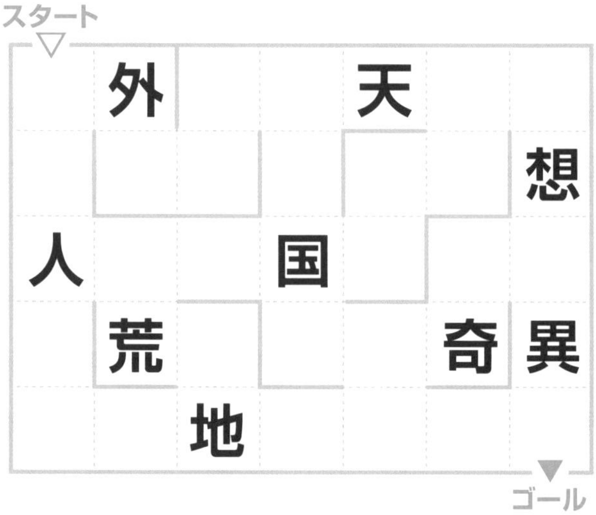

答え

③

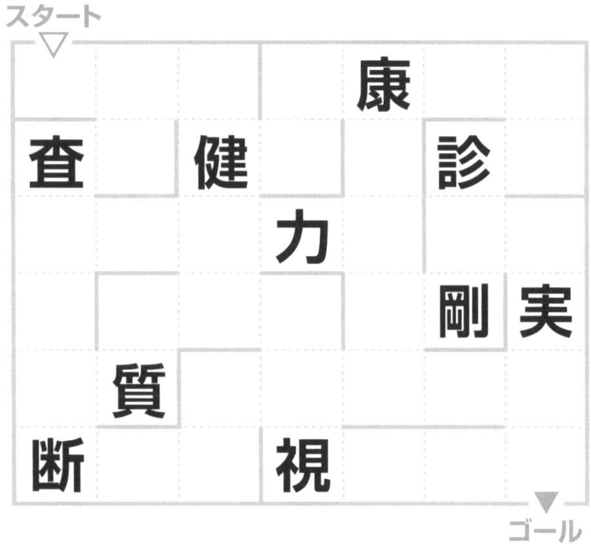

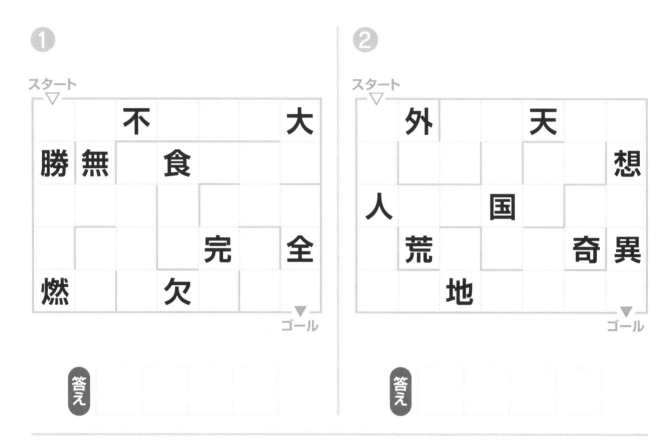

答え

④

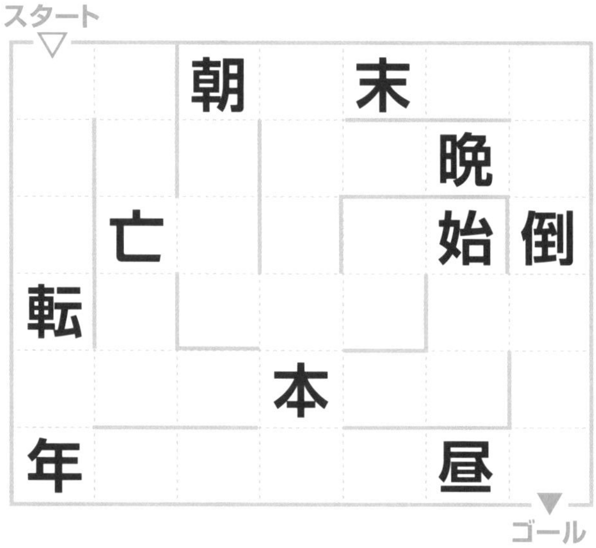

答え

脳活ポイント

答えを導く直感力が研ぎ澄まされる

なんとなくこちらに進めば答えが得られる、といった問題を解決する直感力が研ぎ澄まされます。想像できる四字熟語をすべて考えるのではなく、全体をパッと見てゴールまでの道筋のあたりをつけましょう。

目標時間

50代まで	60代	70代以上
10分	15分	20分

正答数 ／8問

かかった時間 分

5

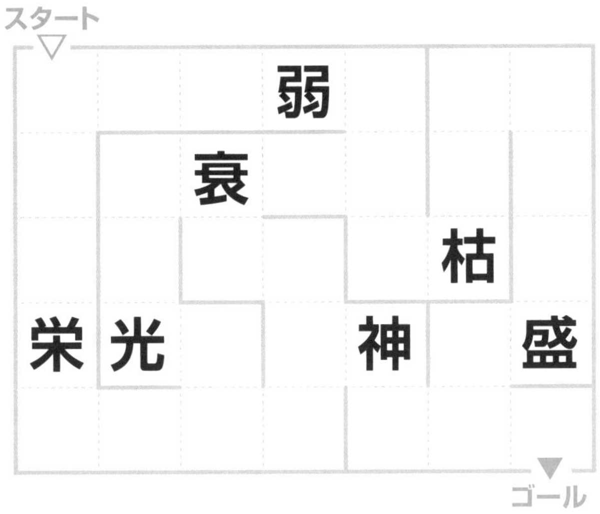

答え

6

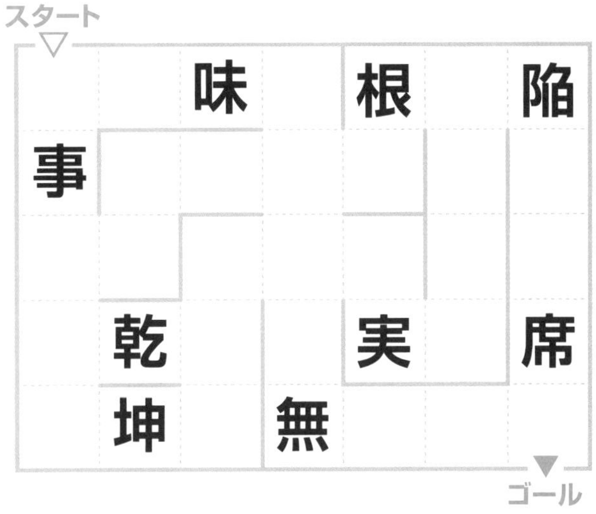

答え

7

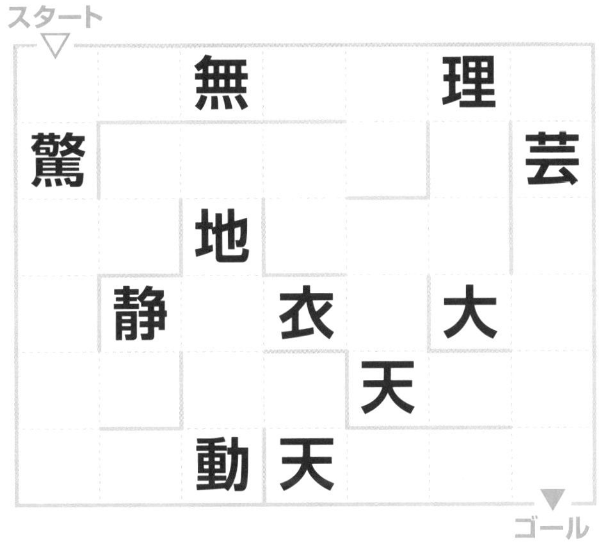

答え

8

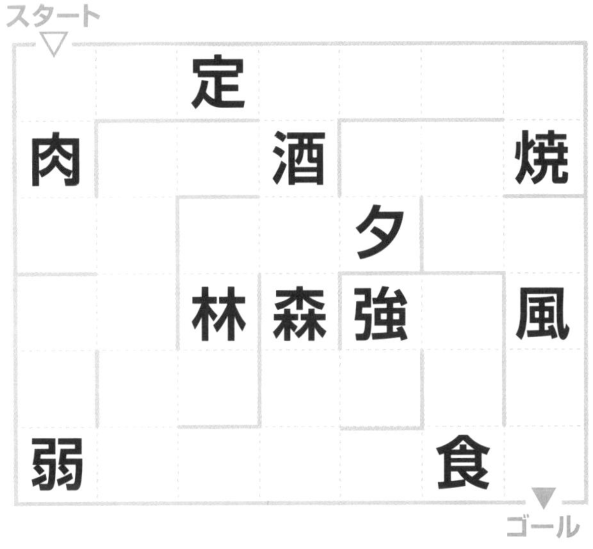

答え

※解答は86ページをご覧ください

21日目 はぐれ漢字探し

実践日

月　日

難易度4 ★★★★☆

囲みの中にある９つの漢字のうちの８つを用いて、読み方で問題に示されたひらがなを含む二字熟語を４つ作ります。余った１つの漢字が答えです。余った漢字が合えば、熟語が違っても正解とします。

① こう

際	施	参
降	候	交
天	文	工

答え

作れる熟語

② しょう

消	亀	匠
師	紹	年
少	臭	介

答え

作れる熟語

③ めん

免	愛	面
綿	乾	許
麺	木	倒

答え

作れる熟語

④ しん

方	配	前
写	鮮	真
新	心	針

答え

作れる熟語

⑤ ぼく

朴	滅	木
刀	素	場
撲	牧	美

答え

作れる熟語

⑥ じゅう

懐	滞	実
充	舌	住
所	柔	渋

答え

作れる熟語

⑦ あん

案	梅	思
塩	号	心
安	松	暗

答え

作れる熟語

⑧ かく

角	覚	認
確	素	獲
得	味	煮

答え

作れる熟語

⑨ ちゅう

柱	車	意
駐	円	中
注	集	志

答え

作れる熟語

解答　①文（交際・降参・天候・施工）、②亀（少年・紹介・消臭・師匠）、③愛（木綿・面倒・乾麺・免許）、④前（新鮮・写真・心配・方針）、⑤美（牧場・木刀・撲滅・素朴）、⑥舌（渋滞・住所・充実・懐柔）、⑦松（安心・暗号・思案・塩梅）、⑧素（獲得・確認・角煮・味覚）、⑨志（円柱・集中・注意・駐車）

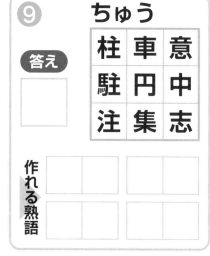

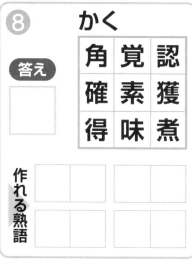

脳活ポイント

眺めるだけで注意力が高まる

マスの中の９つの漢字をよく見て、二字熟語のペアを作ります。漢字と漢字を結びつけるのには、注意力と集中力が必要です。試行錯誤している間に、２つの力がどんどん高まります。

目標時間

50代まで	60代	70代以上
25分	30分	40分

正答数 ／18問　　かかった時間 分

⑩ どう

物	道	時
同	話	動
童	鳥	歩

答え

作れる熟語

⑪ そう

掃	合	槽
総	争	麦
競	水	除

答え

作れる熟語

⑫ りょう

量	要	漁
師	涼	敏
納	領	産

答え

作れる熟語

⑬ そく

側	縛	息
遠	号	転
束	休	足

答え

作れる熟語

⑭ けつ

液	員	因
決	清	血
潔	欠	意

答え

作れる熟語

⑮ じゅ

受	珠	就
成	床	要
真	需	理

答え

作れる熟語

⑯ やく

薬	鼻	躍
飛	規	役
者	草	約

答え

作れる熟語

⑰ らく

落	酪	楽
連	島	語
園	農	絡

答え

作れる熟語

⑱ ぼう

展	談	険
綿	冒	坊
主	棒	望

答え

作れる熟語

解答 ⑩鳥（童話・動物・同時・歩道）、⑪麦（掃除・総合・水槽・競争）、⑫敏（漁師・要領・量産・納涼）、⑬号（側転・休息・束縛・遠足）、⑭因（決意・清潔・血液・欠員）、⑮床（成就・受理・真珠・需要）、⑯鼻（規約・薬草・役者・飛躍）、⑰島（連絡・落語・酪農・楽園）、⑱談（冒険・坊主・展望・綿棒）

22日目 バラバラ言葉

実践日
月　日

難易度④★★★★☆

各問のカタカナは、ある言葉をバラバラにしたものです。ヒントを参考にして正しく並べ替え、もとの言葉を漢字で答えてください。□には漢字１文字が入り、ひらがながあれば表示されています。

① ウキカショ
□□□
ヒント 防災　赤色

② ラリカメグイスカニ
□□から□□
ヒント 命中率　回りくどい

③ チメウンキョ
□□□
ヒント 性格　細やか

④ ヒンノブカ
□□の□
ヒント 11月3日　祝日

⑤ シチウウュキョオ
□□□□
ヒント 緊急　手当て

⑥ セドインカン
□□□
ヒント 漁港　酢飯

⑦ イオリノドズコ
□□の□□
ヒント 川端康成　静岡県

⑧ ネクワヨシトガム
□□□□
ヒント 第8代　時代劇

⑨ バウキクュントシウョ
□□□□
ヒント 小学校　配膳

⑩ ジトカセミウショオイ
□□□□□
ヒント 世界遺産　工女

解答 ①消火器、②二階から目薬、③几帳面、④文化の日、⑤応急処置、⑥海鮮丼、⑦伊豆の踊子、⑧徳川吉宗、⑨給食当番、⑩富岡製糸場

脳活ポイント

認知力が驚くほど強化される

問題を読んだときに、その語感にとらわれてしまうと答えが見つかりにくくなります。問題を構成しているカタカナ1つずつに注目すると、答えが浮かんできます。くり返せば認知力が驚くほど強化されます。

目標時間

50代まで	60代	70代以上
20分	25分	30分

正答数 ／20問　かかった時間 分

⑪ クイカゲシ

□し□

ヒント 宴会　余興

⑫ ボヨウジウン

□□□

ヒント 護衛　黒澤明

⑬ タニジシブンュ

□に□□

ヒント 意味がない　猫に小判

⑭ ソクウノマラシ

□□□

ヒント 清少納言　春はあけぼの

⑮ スンツイカブタ

□□□□

ヒント ご飯　三大栄養素

⑯ イクハンタビ

□□□

ヒント 運送　時間指定

⑰ カウピッゴョクハウ

□□□□

ヒント 受験　番号

⑱ ダンケシコンウン

□□□□

ヒント 予防　早期発見

⑲ ピイノクッウカサョ

□□の□□

ヒント 選挙　不平等

⑳ ポポゴッッヒジャ

□□□□□

ヒント 違いがない　距離の差

解答 ⑪隠し芸、⑫用心棒、⑬豚に真珠、⑭枕草子、⑮炭水化物、⑯宅配便、⑰合格発表、⑱健康診断、⑲一票の格差、⑳五十歩百歩

23日目 反対語強化ドリル

実践日

月　日

難易度4 ★★★★☆

❶〜㉜に示された漢字や言葉の反対語を答えてください。1つのマスに漢字やひらがなが1文字ずつ入りますが、答えるのは漢字のみ。リストから選びましょう。リストの漢字はすべて使います。

❶〜⑯のリスト

両	深	同	意	一	違	出	海	閉	頭	歩
遠	進	段	地	敵	福	引	大	日	細	挙
鈍	気	得	月	慮	胆	彼	現	切	不	

❶ 太 → □

❷ 夢 → □

❸ 陸 → □

❹ 鋭 → □

❺ 尾 → □

❻ 異 → □

❼ 禍 → □

❽ 我 → □

❾ 五分五分 → □□い

❿ 開け放す → □め□る

⓫ 預け入れる → □き□す

⓬ 戦々恐々 → □□□□

⓭ 勇ましい → □□□なし

⓮ 旧態依然 → □□□□

⓯ 厚かましい → □□□い

⓰ 虻蜂取らず → □□□□

解答 ❶細、❷現、❸海、❹鈍、❺頭、❻同、❼福、❽彼、❾段違い、❿閉め切る、⓫引き出す、⓬大胆不敵、⓭意気地なし、⓮日進月歩、⓯遠慮深い、⓰一挙両得

脳活ポイント

記憶がつながり想起力がアップする

反対語を思い出すために、脳は単に言葉だけでなくモノや状況も関連してイメージしています。さらに、答えを漢字で書く作業があるので、記憶がしっかり再構築されて想起力が大幅にアップするでしょう。

目標時間

50代まで	60代	70代以上
20分	25分	30分

正答数	かかった時間
/32問	分

⑰～㉜のリスト

変	出	伏	意	妻	頭	悪	造	階	暮
金	欠	免	二	作	薬	合	名	風	来
信	目	地	身	筋	振	急	野	入	

⑰ 夫 → □

⑱ 任 → □

⑲ 姓 → □

⑳ 殻 → □

㉑ 完 → □

㉒ 緩 → □

㉓ 起 → □

㉔ 疑 → □

㉕ うなずく → □を□る

㉖ 在り来たり → □□わり

㉗ 垢抜ける → □□ったい

㉘ あつらえ → □□□い

㉙ お人よし → □□□

㉚ 骨なし → □□□り

㉛ 泣く子に乳 → □□から□□

㉜ 手間がかかる → □□もない

解答 ⑰妻、⑱免、⑲名、⑳身、㉑欠、㉒急、㉓伏、㉔信、㉕頭を振る、㉖風変わり、㉗野暮ったい、㉘出来合い、㉙意地悪、㉚筋金入り、㉛二階から目薬、㉜造作もない

24日目 音訓変換漢字

実践日

月　日

難易度③★★★☆☆

Aと Cの①～⑧は訓読みの熟語が音読みで、BとDの①～⑧は音読みの熟語が訓読みで書かれています。それぞれの読み方を正しく変換して、もとの熟語を答えてください。使う漢字はリストから選びましょう。

ABのリスト

高	脚	方	枝	情	光	空	衣	豆	割	甘
元	風	後	氷	酒	素	黒	間	妻	夕	種
板	時	口	目	腹	雨	羽	河	笛	稲	

A 訓読みの熟語を書く

① うきゃく

ヒント ○○が強まる前に帰ろう

② せきほう

ヒント 日が暮れかける

③ うい

ヒント 天女がまとったという

④ こうてき

ヒント 機嫌がいいと吹いてしまう

⑤ しとう

ヒント ビールのおつまみ

⑥ かっこう

ヒント ○○な買い物で損をした

⑦ とうさい

ヒント 雷鳴とともに現れる

⑧ かんしゅ

ヒント 「飲む点滴」と呼ばれる

B 音読みの熟語を書く

① かぜなさけ

ヒント ○○のある

② ひかわ

ヒント 万年雪が流れて凍ったもの

③ あとひかり

ヒント 尊い人にさして見える

④ もともと

ヒント 銅やチタンなどの物質

⑤ くろいた

ヒント ○○の字を書き写す

⑥ ときま

ヒント タイム

⑦ たねめ

ヒント 運動会の○○

⑧ からはら

ヒント 何か食べなくては…

解答
A ①雨脚、②夕方、③羽衣、④口笛、⑤枝豆、⑥割高、⑦稲妻、⑧甘酒
B ①風情、②氷河、③後光、④元素、⑤黒板、⑥時間、⑦種目、⑧空腹

脳活ポイント

推理力と認知力を磨く！

音読みは訓読みに、訓読みは音読みに変換してから正しい熟語を導き出すため、推理力が大いに向上します。また、認知力や想起力、語彙力も強まると考えられます。

目標時間

50代まで	60代	70代以上
20分	30分	40分

正答数 ／32問

かかった時間 分

CDのリスト

歯 事 街 骨 毛 島 鼻 片 童 国 柱
縄 歌 柄 露 門 身 文 松 陰 虫 新
天 木 更 雄 鱗 業 灯 姿 横 産

C 訓読みの熟語を書く

① もんしょう
ヒント 正月の定番

② ぼくいん
ヒント 日差しをさけてひと休み

③ ちゅうし
ヒント ひどくなる前に治療を

④ どうか
ヒント かごめかごめ、通りゃんせ

⑤ びちゅう
ヒント 両穴の間、○○が強い

⑥ こつしん
ヒント ○○を惜しまず働く

⑦ さんもう
ヒント 生まれたての子に見られる

⑧ とうこく
ヒント 日本、イギリス、トンガ

D 音読みの熟語を書く

① ことわざ
ヒント 慈善○○

② まちひ
ヒント 夜道を照らす

③ かたうろこ
ヒント 天才棋士の○○を見せる

④ なわふみ
ヒント ○○時代、○○式土器

⑤ さらにい
ヒント 記録の○○、免許の○○

⑥ おすがた
ヒント 大山の○○を仰ぐ

⑦ よこえ
ヒント えらそうな態度

⑧ つゆあま
ヒント 屋根がない場所

解答
C ①門松、②木陰、③虫歯、④童歌、⑤鼻柱、⑥骨身、⑦産毛、⑧島国
D ①事業、②街灯、③片鱗、④縄文、⑤更新、⑥雄姿、⑦横柄、⑧露天

25日目 鏡文字熟語クイズ

実践日

月　日

難易度③★★★☆☆

各問、鏡に映すと正しい文字になる「鏡文字」が表示されています。鏡文字を頭の中で正しい文字に変換したうえで、すべての文字を１度使って３文字・４文字・５文字の熟語を作ってください。

❶

手	末	下	倒
鉄	七	転	味
辛	地	唐	本

①□□□

②□□□□

③□□□□□

❷

扇	駐	火	機
体	光	立	車
石	場	風	電

①□□□

②□□□□

③□□□□□

❸

物	行	食	酒	宙
海	加	沈	丼	冷
士	静	飛	添	居
品	屋	着	宇	鮮

①□□丼

②□□□

③□□□□

④□□□□□

⑤□□□加□

❹

主	分	差	頭	坊
成	心	三	相	器
却	大	身	晩	点
応	交	滅	日	不

①□□□

②□□□主

③□□□□

④□□滅□

⑤□□□□□

解答 ❶①地下鉄②本末転倒③七味唐辛子、❷①扇風機②電光石火③立体駐車場、❸①海鮮丼②居酒屋③冷静沈着④宇宙飛行士⑤食品添加物、❹①交差点②三日坊主③大器晩成④心頭滅却⑤身分不相応

脳活ポイント

右脳が刺激され直感力アップ!

左右に裏返された鏡文字を読み取ることで、イメージ力をつかさどる右脳が刺激され、直感力が大いに磨かれます。また、想起力と語彙力、想像力も同時に鍛えることができます。

目標時間

50代まで	60代	70代以上
15分	20分	25分

正答数 ／32問　かかった時間 分

⑤

宝	務	家	八
員	出	鬼	公
没	国	菜	神

①

②

③

⑥

着	量	千	瞬
万	間	化	感
剤	無	接	変

①

②

③

⑦

電	道	想	三	感
羽	日	家	高	店
路	読	速	書	千
文	販	鶴	月	量

①

②

三		

③

④

		量		

⑤

⑧

然	石	神	今	記
衰	会	懐	念	理
踏	古	天	舞	東
物	弱	西	料	経

①

②

			理

③

神			

④

⑤

解答 ⑤①八宝菜②神出鬼没③国家公務員、⑥①感無量②千変万化③瞬間接着剤、⑦①千羽鶴②三日月③高速道路④家電量販店⑤読書感想文、⑧①舞踏会②懐石料理③神経衰弱④古今東西⑤天然記念物

26日目

数字つなぎ三字熟語

実践日

月　　日

難易度③★★★☆☆

1の★印から2の●印、3の●印というように各数字の印を順序よく線でつなぐと現れる3文字の漢字を使ってできる熟語を答えてください。最後の数字の印は☆です。最後まで線を引かなくても答えは導けます。

❶

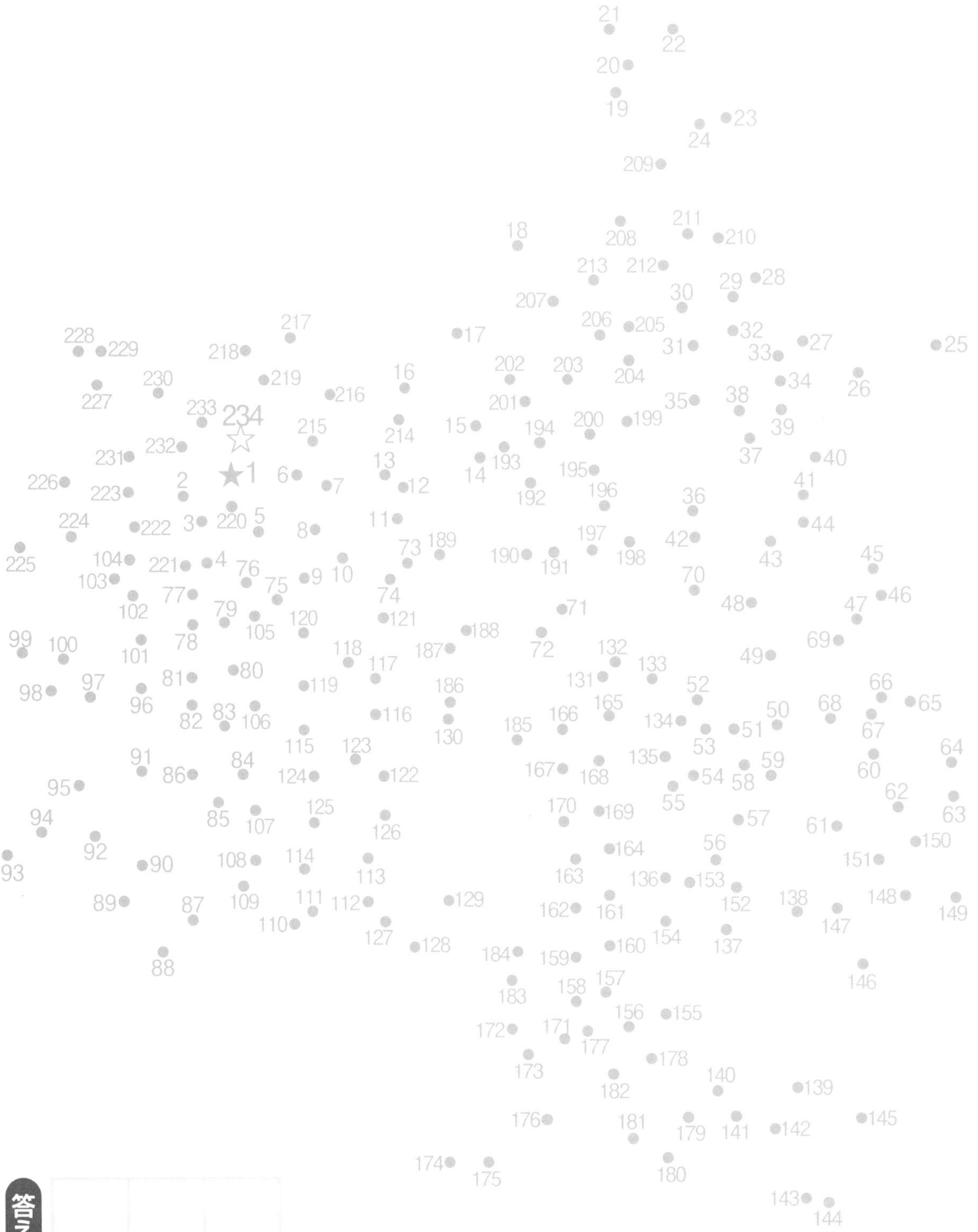

答え

脳活ポイント

見る力を磨き脳が活性

浮かび上がった図形から漢字を読み取り、三字熟語が何かを答えることで、脳の「見る力」の訓練にもなります。また、点を１から順につなげるため、注意力や集中力も鍛えられます。

目標時間

50代まで	60代	70代以上
15分	30分	40分

正答数　／2問

かかった時間　分

❷

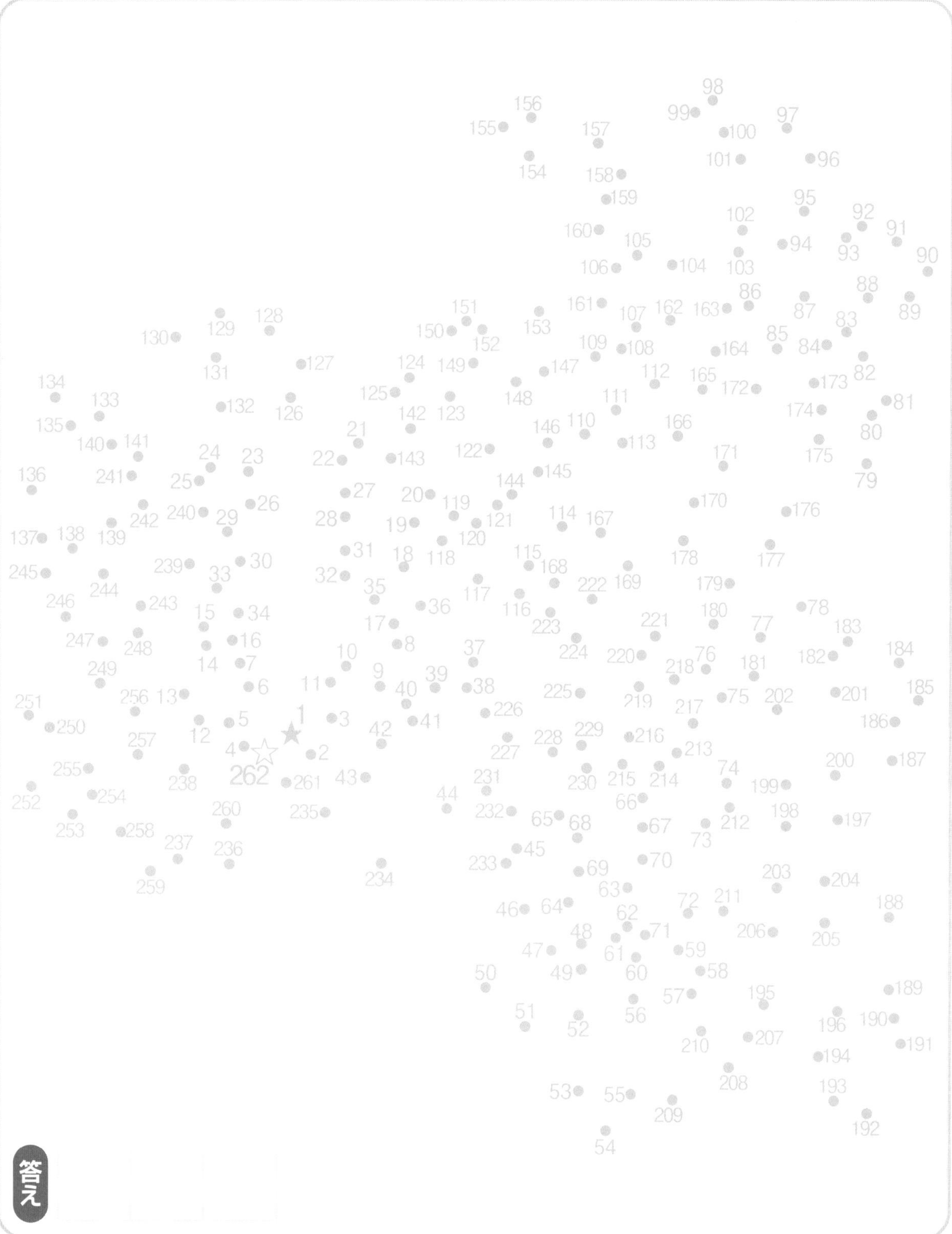

答え

※解答は87ページをご覧ください

27日目 ダジャレ漢字ドリル

実践日

月　日

難易度③★★★☆☆

各問の文がダジャレになるように、下のリストから漢字を選んで空欄に書き入れてください。ヒントは問題の文中にあります。声に出して読んで考えると、解答を導きやすくなるでしょう。

①～⑫のリスト

被	産	変	咳	槍	怨	桶	投	込	念
財	姜	全	寝	法	相	斧	芋	福	生

① □□焼き定食がないって？しょうがない

② 「風呂□を取って」「オーケー」

③ お祭りに行くのに□□を着たら、超ハッピー

④ □□を持った幽霊がおんねん

⑤ ベッドから落ちた□□の悪い象

⑥ □□げの練習は投げやりではダメ

⑦ □□□を払ってぜんざい３杯食べる

⑧ 川が増水？水位は□わってないけど

⑨ この絵を見るとよく□□むの。「ゴッホ、ゴッホ」

⑩ 池に□を落とした米国人の大工さん。「オーノー」

⑪ 「この焼き□は君にはあげない」「いーもん！」

⑫ 縁起のいい衣服を着ていい□を呼ぶ

解答 ①生姜、②桶、③法被、④怨念、⑤寝相、⑥槍投、⑦全財産、⑧変、⑨咳込、⑩斧、⑪芋、⑫福

脳活ポイント

見る力を磨き脳が活性

ダジャレを理解するためには、柔軟な思考力が必要です。空欄を埋めてダジャレを作るさいに、思考力に加え、見る力、言語力が大きく鍛えられると考えられます。

目標時間

50代まで	60代	70代以上
30分	40分	50分

正答数	かかった時間
/24問	分

⑬～㉔のリスト

試　奥　槽　界　義　加　埼　売　日　模　幅　懐
玉　恰　視　炎　湿　体　鼻　疑　今　浴　解　完

⑬ □□ショーのマグロは安いので買いたい

⑭ この会議の進め方にはみんな□□的だ

⑮ □□ではまだ桜が咲いたままです

⑯ □□が辛くて泣いています。「びえーん」

⑰ 歯科医の看板が□□に入った

⑱ 教会での挙式は□□かい？

⑲ □□器を止めてしまう過失を犯した

⑳ □□のいいカップルだ

㉑ 扇の振り方の□□を教えてあげよう

㉒ お湯を張る前に□□をよく掃除しよう

㉓ もしかして□□って今日でしたか？

㉔ □□させないといかんばい

解答 ⑬解体、⑭懐疑、⑮埼玉、⑯鼻炎、⑰視界、⑱今日、⑲加湿、⑳恰幅、㉑奥義、㉒浴槽、㉓模試、㉔完売

28日目

並べ替え熟語探し

実践日　　月　　日

難易度③★★★☆☆

各問、A、Cにはバラバラになった二字熟語の読み仮名が、B、Dには三字熟語の読み仮名が提示されているので、リストから漢字を選んで熟語を解答欄に書いてください。小文字と大文字の区別はありません。

A

1. スギヌウ ▶ □□
2. ナグツガ ▶ □□
3. ハイバク ▶ □□
4. クガウス ▶ □□
5. マミガキ ▶ □□
6. イセンタ ▶ □□
7. ブンカツ ▶ □□

Aのリスト

白	正	長	学	衣
物	数	紙	乾	梅
巻	靴	端	薄	

B

1. ヨウイラツチ ▶ □□□
2. バシツヨハ ▶ □□□
3. ウエキンホン ▶ □□□
4. キンメアテ ▶ □□□
5. ウシンモウツ ▶ □□□
6. イツカハミ ▶ □□□
7. ネイヤタボ ▶ □□□

Bのリスト

一	気	近	天	台	所	開
雨	遠	屋	羅	骨	網	初
未	場	発	法	通	張	信

解答
A ①薄衣、②長靴、③白梅、④数学、⑤巻紙、⑥端正、⑦乾物
B ①一張羅、②初場所、③遠近法、④天気雨、⑤通信網、⑥未開発、⑦屋台骨

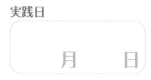

脳活ポイント

認知力が向上し理解力も鋭くなる

バラバラのカタカナを熟語にする作業をくり返していると、認知力が向上して、理解力も鋭くなります。目にしたモノが何であるかをすぐに認識できて、考えがスッキリまとまるようにもなるでしょう。

目標時間

50代まで	60代	70代以上
40分	50分	60分

正答数 ／28問　かかった時間 分

C

1	クロ クモ	▶ □□
2	シク ンニ	▶ □□
3	ヤシ ツチ	▶ □□
4	ウン ゴソ	▶ □□
5	カン ウユ	▶ □□
6	イカ ケン	▶ □□
7	クシ キハ	▶ □□

Cのリスト

目 肉 茶 厳 親
博 景 荘 録 勇
識 観 敢 室

D

1	ホウヨ シヨシ	▶ □□□
2	ズンバ サイ	▶ □□□
3	エユン ウチ	▶ □□□
4	コツン モヒウ	▶ □□□
5	ウコツ ウゴ	▶ □□□
6	ズバミ イサイ	▶ □□□
7	ホマウ ソウナ	▶ □□□

Dのリスト

三 水 木 生 都 工 地
品 好 合 送 放 保 園
遊 杯 書 培 酢 証 栽

解答
C ①目録、②肉親、③茶室、④荘厳、⑤勇敢、⑥景観、⑦博識
D ①保証書、②三杯酢、③遊園地、④木工品、⑤好都合、⑥水栽培、⑦生放送

29日目 二字熟語クロス

実践日

月　日

難易度④★★★★☆

下のリストから、上下左右にある漢字と組み合わせて二字熟語を４つ作れる漢字を選び、中央のマスに記入します。ページごとに16問すべて解いたら、リストに残った４字の漢字から四字熟語を作ってください。

①

	興	
意		方
	覚	

②

	証	
文		暗
	朗	

③

	表	
謝		服
	状	

④

	欧	
玄		粉
	寿	

⑤

	運	
回		職
	嫁	

⑥

	確	
固		筆
	行	

⑦

	頭	
街		度
	界	

⑧

	宗	
説		訓
	育	

⑨

	皮	
朱		薄
	親	

⑩

	得	
合		検
	灯	

⑪

	製	
砂		則
	道	

⑫

	延	
任		限
	待	

⑬

	野	
下		敵
	題	

⑭

	内	
脳		話
	声	

⑮

	詳	
繊		胞
	身	

⑯

	太	
陰		気
	炎	

①～⑯のリスト

礼　裏　陽　楽　明　味　肉
怒　点　転　鉄　執　宿　細
米　期　喜　角　哀　教

⑰ 四字熟語の答え

答え

解答 ①味、②明、③礼、④米、⑤転、⑥執、⑦角、⑧教、⑨肉、⑩点、⑪鉄、⑫期、⑬宿、⑭裏、⑮細、⑯陽、⑰＜四字熟語の答え＞喜怒哀楽

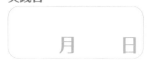

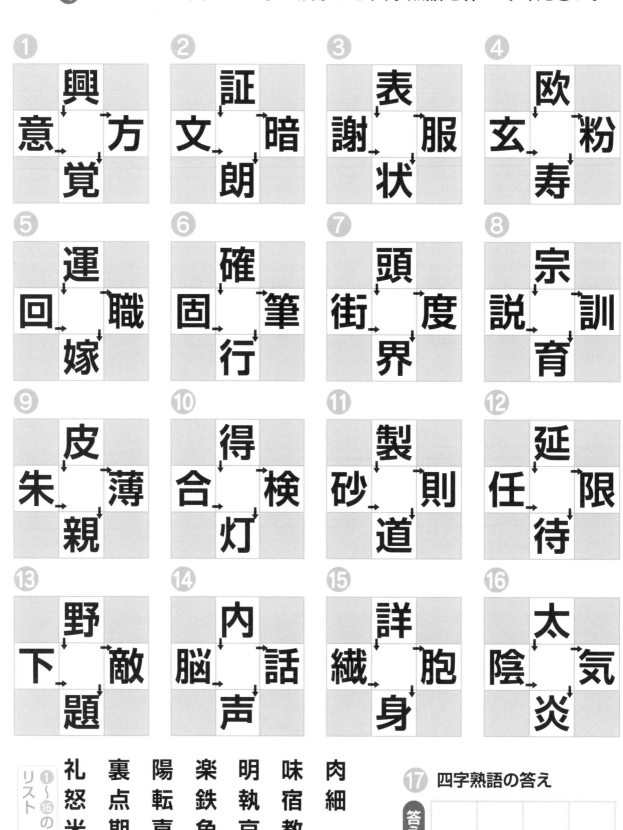

脳活ポイント

思考力と想起力を磨く！

４つの二字熟語に共通する漢字を探すのに必要な思考力や想像力・洞察力や、漢字を思い出す想起力が養われると考えられます。また、漢字力や語彙力を向上させる効果も期待できるでしょう。

目標時間

50代まで	60代	70代以上
25分	35分	45分

正答数　／34問

かかった時間　分

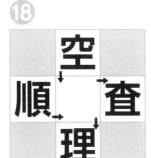

⑱
空
順 □ 査
理

⑲
展
希 □ 遠
郷

⑳
縦
真 □ 着
綱

㉑
亭
坊 □ 食
張

㉒
集
段 □ 胆
葉

㉓
牛
初 □ 道
合

㉔
秋
水 □ 楽
舎

㉕
粘
郷 □ 壌
産

㉖
通
看 □ 去
失

㉗
分
視 □ 良
菜

㉘
人
降 □ 照
加

㉙
風
実 □ 緒
報

㉚
祝
世 □ 退
書

㉛
関
専 □ 限
松

㉜
謀
違 □ 省
抗

㉝
突
決 □ 床
源

⑱〜㉝のリスト

横　過　起　進　参　辞　主
情　土　歩　調　田　反　歩
望　門　野　月　落　日

㉞ 四字熟語の答え

答え □□□□

解答 ⑱調、⑲望、⑳横、㉑主、㉒落、㉓歩、㉔田、㉕土、㉖過、㉗野、㉘参、
㉙情、㉚辞、㉛門、㉜反、㉝起、㉞<四字熟語の答え>日進月歩

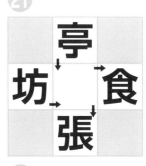

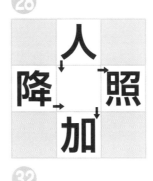

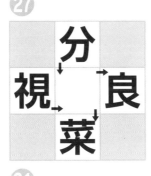

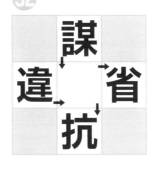

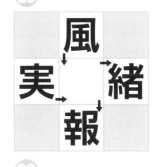

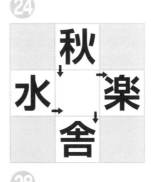

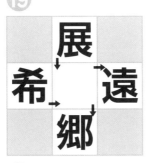

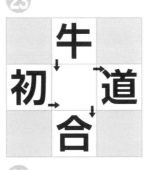

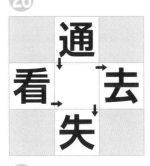

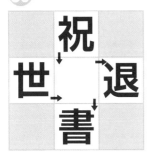

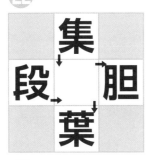

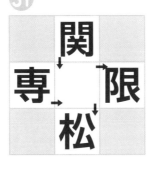

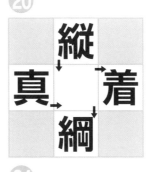

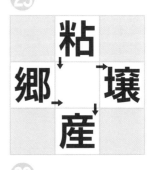

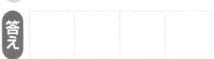

30日目 読み方ビンゴ

実践日

月　日

難易度③★★★☆☆

問題の①の読み方をする熟語を、マス内の熟語から見つけて×をつけたら、②以降も同様に行います。そうしてA～Lの各列で、すべてに×がついた最初の列と次の列を答えてください。★はサービスマスです。

1

	B	C	D	E	F
H	通貨	砂利	奉仕	示談	体型
I	計略	音痴	担当	漬物	成果
J	関心	方角	★	余韻	停滞
K	式典	祭日	津軽	政府	捕虜
L	地主	扇動	太鼓	高額	推理

（斜め列：A、G）

①「ほ」から始まる熟語
▼
②「つ」から始まる熟語
▼
③「た」から始まる熟語
▼
④「じ」から始まる熟語

1番めにビンゴ　答え

2番めにビンゴ　答え

2

	B	C	D	E	F
H	後悔	秘書	真価	開発	廃虚
I	検査	穏便	緑茶	影響	肥満
J	風化	賢明	★	必見	乙女
K	膨大	師走	反響	相当	園芸
L	横断	栄華	信仰	吹雪	繁盛

（斜め列：A、G）

①「は」から始まる熟語
▼
②「お」から始まる熟語
▼
③「し」から始まる熟語
▼
④「え」から始まる熟語
▼
⑤「ふ」から始まる熟語

1番めにビンゴ　答え

2番めにビンゴ　答え

脳活ポイント

うっかりミスが減る注意力を鍛錬

ビンゴカードに見立てたマスの二字熟語を、正確に読み取って消していく作業です。時間内に集中してミスしないように消していくと注意力が鍛錬されて、読み間違いやうっかりミスの減少が期待できます。

目標時間

50代まで	60代	70代以上
25分	30分	35分

正答数　　／8問
かかった時間　　分

③

	B	C	D	E	F
H	典型	伊達	当期	硫黄	打開
I	出欠	東京	達筆	反則	天候
J	事件	散々	★	濃厚	早春
K	緯度	白米	極秘	大臣	財布
L	時計	陶酔	台形	例題	体裁

A　G

①「と」から始まる熟語
▼
②「だ」から始まる熟語
▼
③「て」から始まる熟語
▼
④「い」から始まる熟語

1番めにビンゴ　答え

2番めにビンゴ　答え

④

	B	C	D	E	F
H	金貨	正解	魔王	理論	信者
I	目録	迷子	切符	角膜	禁止
J	郵便	遠慮	★	分裂	布団
K	生傷	慈悲	文句	若人	海賊
L	一掃	怪物	防水	紅茶	猛者

A　G

①「か」から始まる熟語
▼
②「き」から始まる熟語
▼
③「ま」から始まる熟語
▼
④「も」から始まる熟語
▼
⑤「わ」から始まる熟語

1番めにビンゴ　答え

2番めにビンゴ　答え

※解答は87ページをご覧ください

漢字脳活ひらめきパズル ⑦ 解答

5日目 漢字拾い迷路

❶ 晴耕雨読

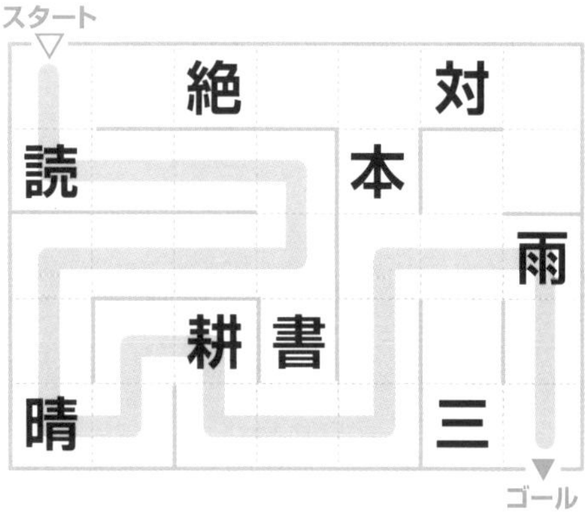

❷ 八方美人

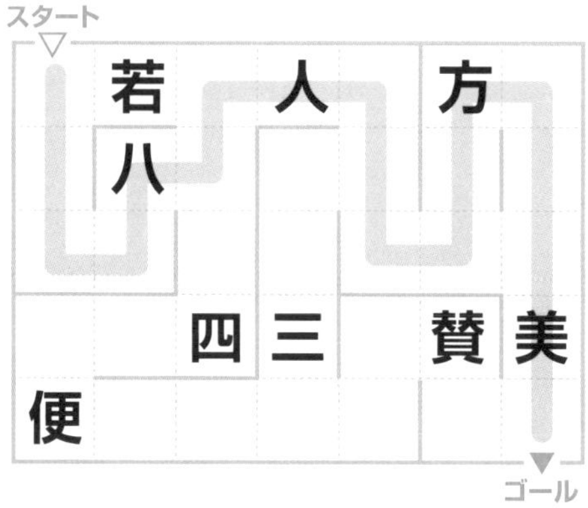

❸ 付和雷同

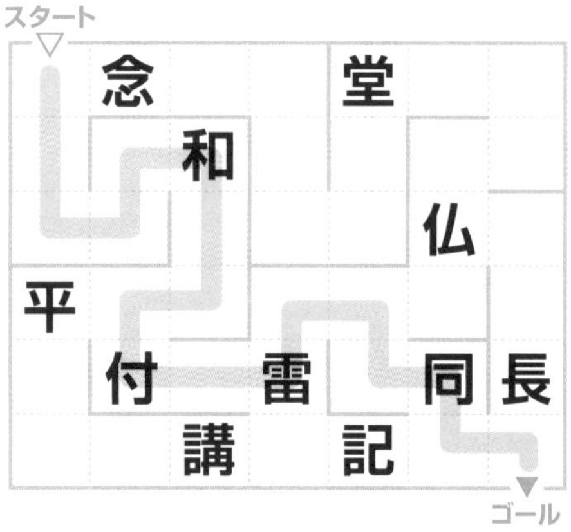

❹ 因果応報

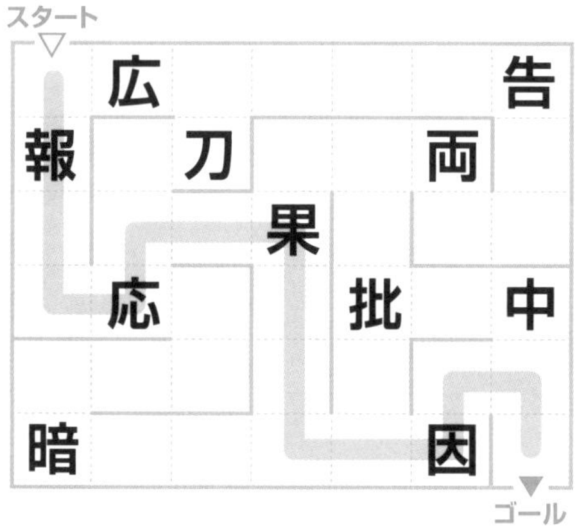

❺ 急転直下

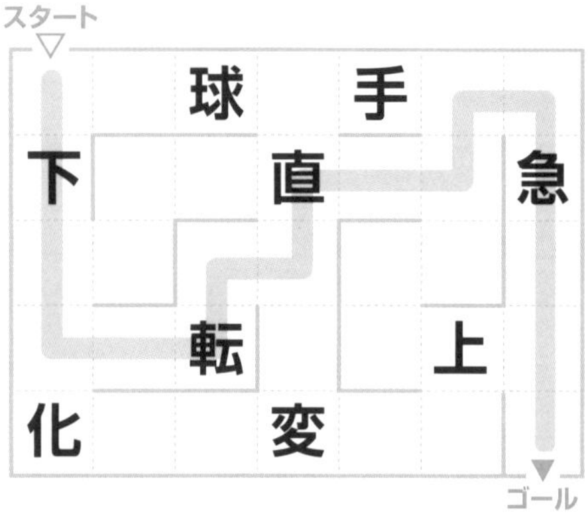

❻ 厚顔無恥

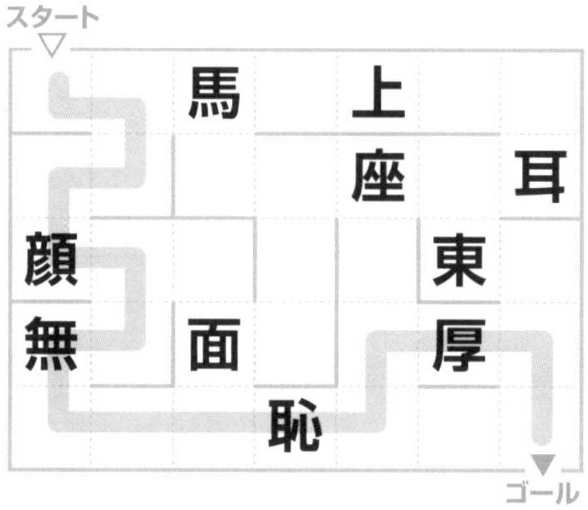

❼ 臨機応変

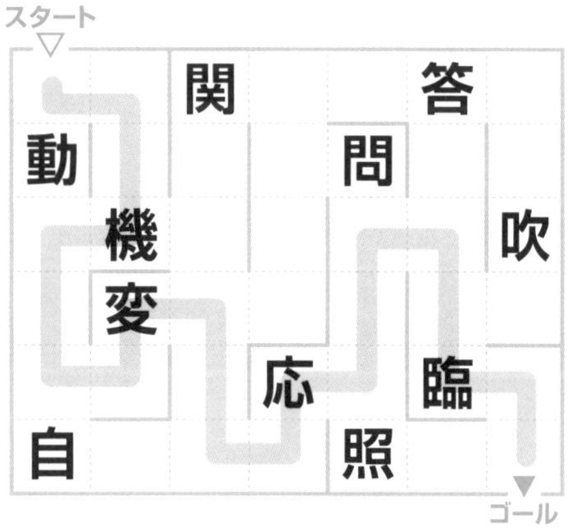

❽ 快刀乱麻

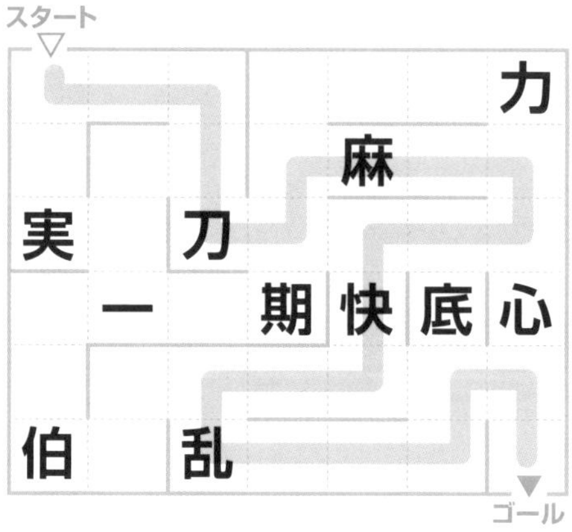

その他のドリルの解答は各ページの下欄に記載しています。

11日目 数字つなぎ三字熟語

❶

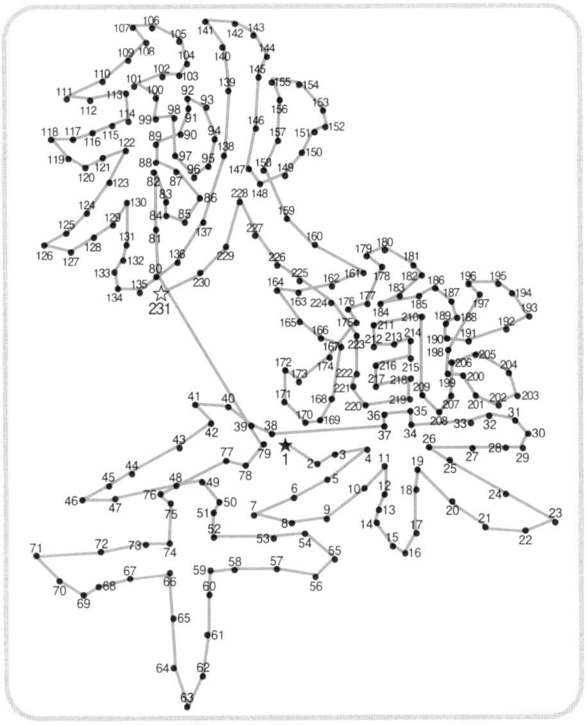

答え 千 秋 楽

❷

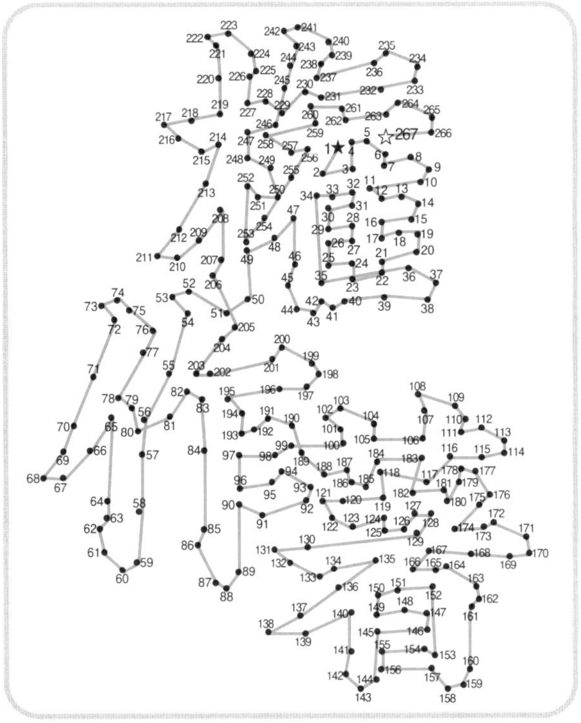

答え 著 作 権

15日目 読み方ビンゴ

❶ 1番めにビンゴはB
2番めにビンゴはG

りし	のはら	いんしつ	くっせつ	いなずま
ゆうだち	かいけつ	おきなわ	りょうちょう	ずつう
りれき	じき	★	しんぞう	ゆうき
かくにん	いんかん	ゆうじ	ひょうじ	りょうかい
ゆうびん	ちょしゃ	ちょちく	はっしゃ	かんけい

❷ 1番めにビンゴはA
2番めにビンゴはC

すいしょう	ないみつ	びょうしん	くせつ	げか
ねったい	くっきょう	なまえ	ゆうどく	しんけん
はいしゃ	かぐら	★	けいひ	とくしょく
てんとう	しんりょう	こうえつ	なす	どりょく
くだもの	すし	ふり	しばふ	すうりょう

❸ 1番めにビンゴはG
2番めにビンゴはC

てきせい	みえ	たびじ	ふさい	みやげ
かぶか	なだれ	きしょう	なごり	ちか
しんきょ	ちまなこ	★	れいわ	のうひん
さつたば	れんらく	しかい	ちぎょ	かんぞう
みりょう	なんこつ	とうけい	れきせん	れんけつ

❹ 1番めにビンゴはD
2番めにビンゴはI

めいさい	わじゅつ	しろうと	こんざつ	せっぱく
ようしゃ	かそう	せいい	とべい	しさつ
さいし	ねんど	★	ぜっさん	としょ
せいじん	さかみち	とうじ	たいし	ざつおん
じょれつ	れいせい	よせ	しんわ	ようじん

漢字脳活ひらめきパズル⑦ 解答

20日目 漢字拾い迷路

❶ 完全無欠

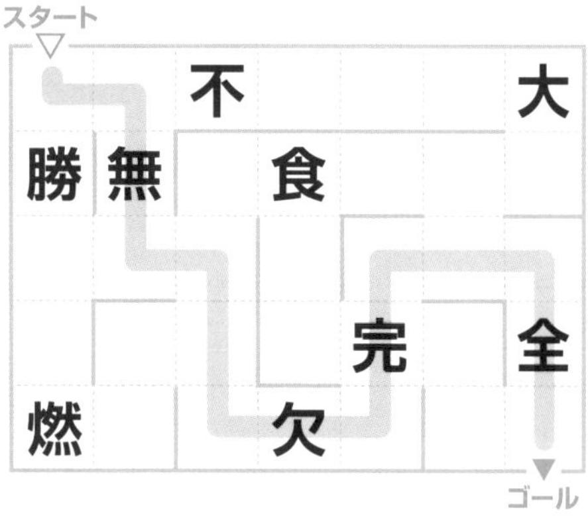

❷ 奇想天外

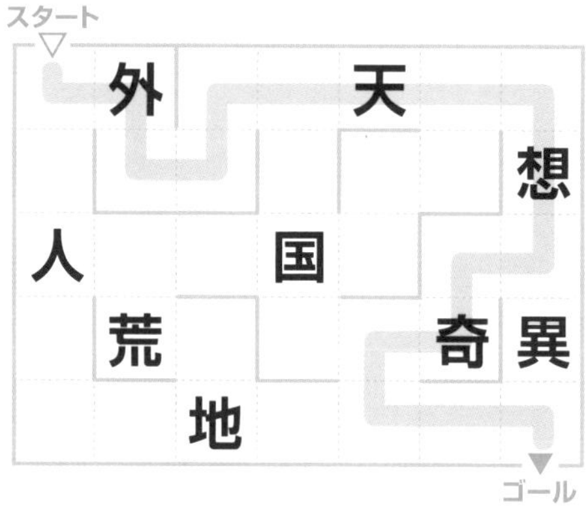

❸ 質実剛健

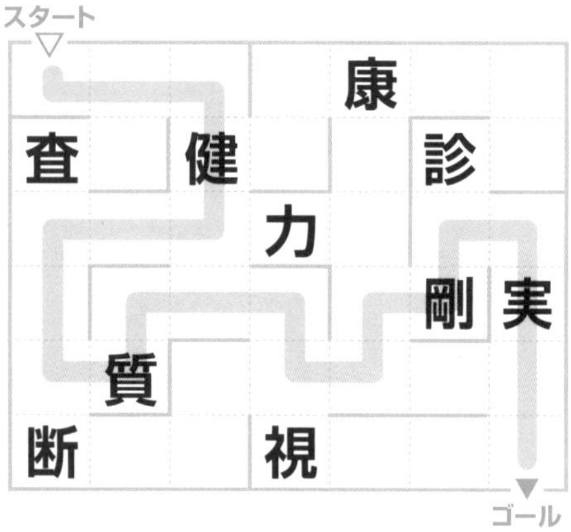

❹ 本末転倒

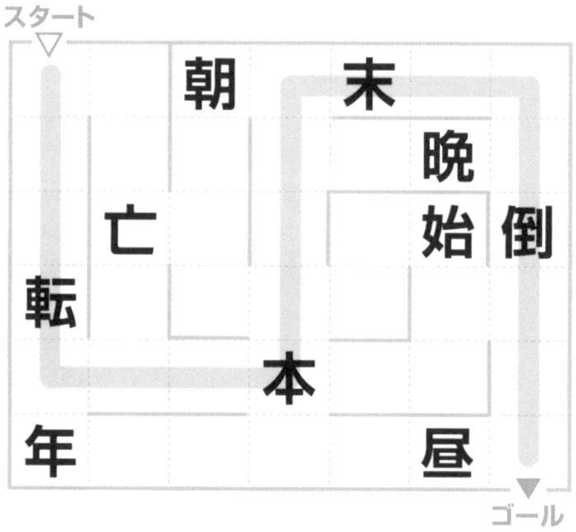

❺ 栄枯盛衰

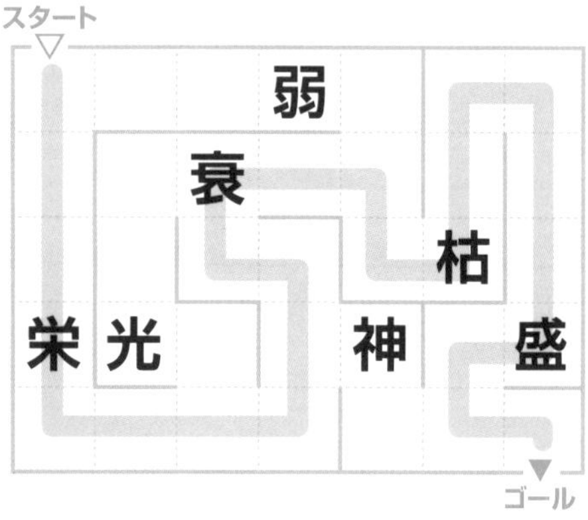

❻ 事実無根

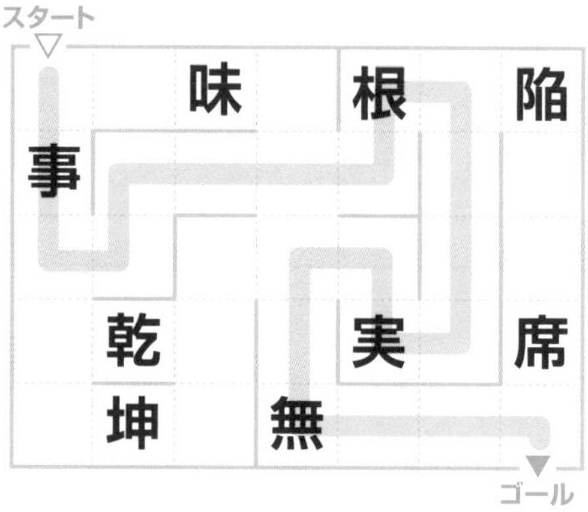

❼ 驚天動地

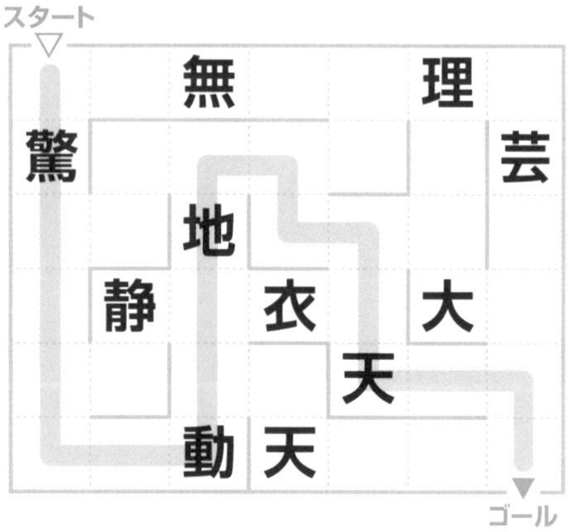

❽ 弱肉強食

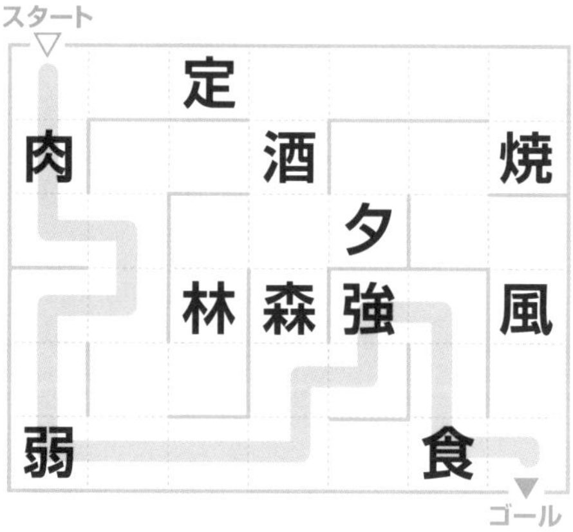

その他のドリルの解答は各ページの下欄に記載しています。

26日目 数字つなぎ三字熟語

❶

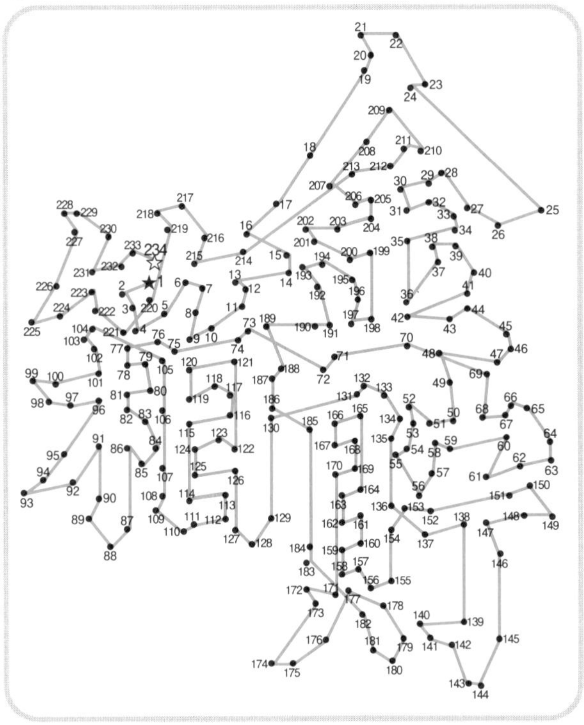

答え 貯金箱

❷

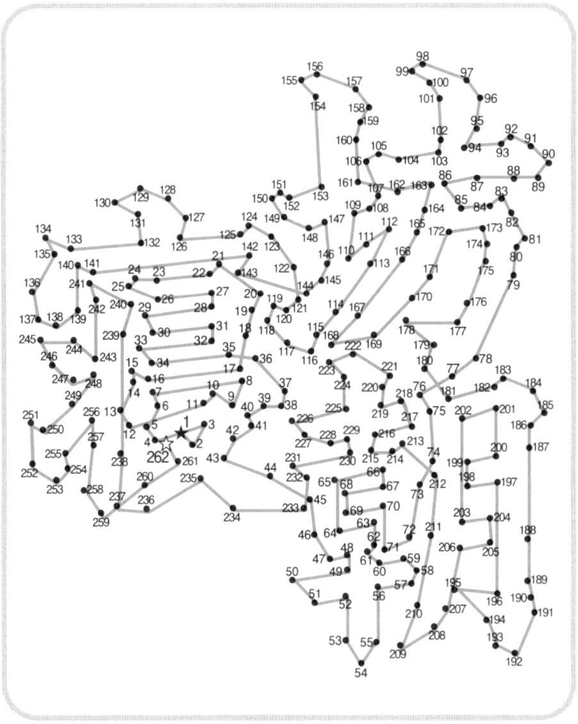

答え 朝寝坊

30日目 読み方ビンゴ

❶ 1番めにビンゴはD
2番めにビンゴはH

つうか	じゃり	ほうし	じだん	たいけい
けいりゃく	おんち	たんとう	つけもの	せいか
かんしん	ほうがく	★	よいん	ていたい
しきてん	さいじつ	つがる	せいふ	ほりょ
じぬし	せんどう	たいこ	こうがく	すいり

❷ 1番めにビンゴはG
2番めにビンゴはL

こうかい	ひしょ	しんか	かいはつ	はいきょ
けんさ	おんびん	りょくちゃ	えいきょう	ひまん
ふうか	けんめい	★	ひっけん	おとめ
ぼうだい	しわす	はんきょう	そうとう	えんげい
おうだん	えいが	しんこう	ふぶき	はんじょう

❸ 1番めにビンゴはA
2番めにビンゴはH

てんけい	だて	とうき	いおう	だかい
しゅっけつ	とうきょう	たっぴつ	はんそく	てんこう
じけん	さんざん	★	のうこう	そうしゅん
いど	はくまい	ごくひ	だいじん	さいふ
とけい	とうすい	だいけい	れいだい	ていさい

❹ 1番めにビンゴはI
2番めにビンゴはA

きんか	せいかい	まおう	りろん	しんじゃ
もくろく	まいご	きっぷ	かくまく	きんし
ゆうびん	えんりょ	★	ぶんれつ	ふとん
なまきず	じひ	もんく	わこうど	かいぞく
いっそう	かいぶつ	ぼうすい	こうちゃ	もさ

毎日脳活スペシャル
漢字脳活 ひらめき パズル⑦

2023年４月11日　第１刷発行

編集人　小西伸幸
企画統括　石井弘行　飯塚晃敏
編　集　株式会社わかさ出版／上野陽之介　谷村明彦
装　丁　カラーズ
本文デザイン　石田昌子
写　真　石原麻里絵（fort）
イラスト　前田達彦　Adobe Stock
発行人　山本周嗣
発行所　株式会社　文響社
〒105-0001
東京都港区虎ノ門２丁目２－５　共同通信会館９階
ホームページ　https://bunkyosha.com
お問い合わせ　info@bunkyosha.com
印　刷　株式会社　光邦
製　本　古宮製本株式会社

ISBN 978-4-86651-620-2

本書のドリル問題は、一部を除き『脳活道場』（わかさ出版刊）に掲載されたものを一部改変の上、収録しています。

この本に関するご意見・ご感想をお寄せいただく場合は、
郵送またはメール（info@bunkyosha.com）にてお送りください。